誰にも訪れる耳の不調・難聴を乗り越える本

杉浦彩子
Sugiura Saiko
医学博士・心療耳科医

さくら舎

はじめに――誰もがいずれ難聴になっていく

65歳以上のいわゆる高齢者の人口が20パーセントを超える超高齢社会へと日本が突入したのは２００５年。２０１９年、つまり令和元年には高齢者の人口は28パーセントを超え、３人に１人が高齢者の社会になろうとしています。

ちまたには、エイジング関連の情報が山のようにあふれています。高齢になるとさまざまな健康の問題が出てきますが、もっとも頻度の高い症状は何かご存じでしょうか？

それは難聴です。

次ページの図１に示すように、少なくともどちらか一方の耳に難聴がある人は、じつは60代の約半数、70代の約7割、80代の約9割です。

本書では難聴とは何か、どうしてなるのか、現在の治療法にはどんなものがあるのかを

図1　**年代別の難聴者の割合**

不良聴耳4周波数平均聴力が軽度難聴以上の頻度

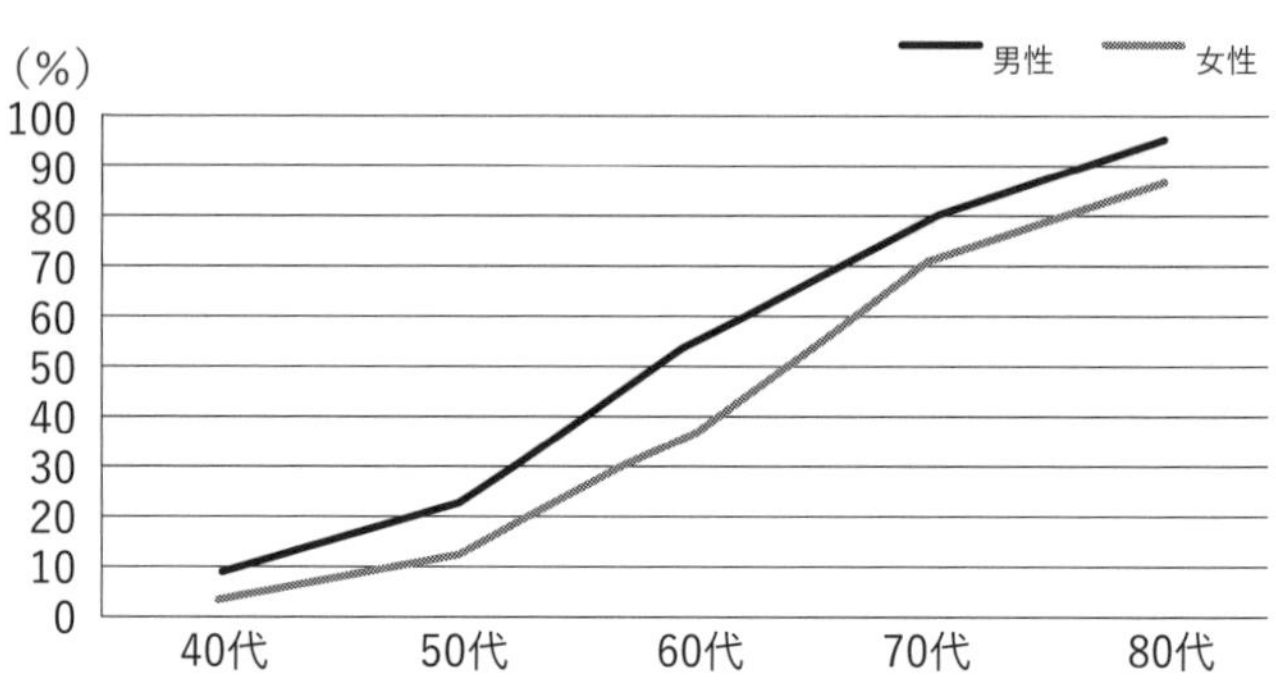

難聴者の割合は50代から増えはじめ、60代では男性の約半数、70代では男女ともに約7割、80代では男女ともに約9割となる

〔出典〕杉浦彩子、下方浩史：老人性難聴の疫学（MB Entoni 211, 2017）より改変

解説するとともに、難聴をはじめとする耳の不調について心理的な観点からも考えてみたいと思います。

聞こえないということ、それは会話コミュニケーションがうまくできないということです。そのことによる精神的な負担は、じつは大変大きいのです。

目が見えず、耳が聞こえず、話ができないという三重苦を背負った女性、ヘレン・ケラーをご存じの方も多いと思います。彼女が1968年に亡くなってから50年以上が過ぎました。

ヘレンはまだ言葉も話せない幼い頃、猩紅（しょうこう）熱にかかって目も耳も不自由になってしまいました。しかし、彼女を支える両親と家庭教師サリバン先生の協力のもとに、並外れた努力をつづけてラドクリフ大学（現：ハーバード大学）に入学、みごとに卒業もし、以降、同じような障害者の福祉・教育に尽力しました。

そんな彼女は「聾（ろう）は盲目（もうもく）より困難なこと」と述べています。

一般的には視覚と聴覚、どちらをとるかと聞かれると視覚をとる人のほうが多いというアンケート結果があります。視覚のほうが生活していくうえでは重要です。

では、なぜヘレンは聾のほうが困難だといったのでしょうか。

それは、**聴覚障害者は視覚障害者に比べて、生活上の不自由は少なくても、声が聞こえないことが圧倒的に孤独**だからです。

なお、「障害」という言葉が出てきたので、ここで「障害」の意味について確認したいと思います。

「害」の字には①そこなうこと、悪くすること、②さわり、わざわい、③さまたげ、という三つの意味があります。「障害」で使われる場合は、三つめの「さまたげ」の意味で使用されますが、一つめと二つめのイメージが強いため、漢字を使わずに「障がい」と書く場合もあります。もともとは「障碍」と漢字だったのが、「碍」を常用漢字の「害」に置き換えたところに端を発します。

ですが、「障がい」は読みづらいですし、三つめの意味である、ということを忘れずに、本書では「障害」という表記を使用していきます。そしてもし悪い意味の「害」があったとしても、それは障害者の側でなく、障害者に対する社会の側にあるのです。

難聴のメカニズムの解明が進み、耳が原因の聞こえにくさのほかに、脳が原因の聞こえにくさもあることがわかってきました。脳が原因の聞こえにくさでは、騒音があると音は聞こえても内容を聞き分けにくくなったりします。

また、２０１８年のＮＨＫの朝ドラ「半分、青い。」の主人公のように片耳だけが聞こえない人も、騒音があると聞き分けにくくなります。

このようにさまざまなタイプの難聴があり、その不自由さもさまざまですが、たしかなことは不老不死が可能にならないかぎり、**いずれ誰もが難聴になっていく**ということです。

また、難聴に悩む患者さんは不安を抱えている場合もあり、とくに耳鳴りもあるような人では、うつ状態にまでいたっている場合も少なくありません。

心療内科はストレスがあって体に頭痛、腹痛などの症状が出ている場合に、体と心の両方のケアをしようとする科ですが、耳鼻咽喉科領域でも心療耳鼻咽喉科という言葉があります。**難聴、耳鳴りをはじめ、のどのつかえ、めまいなどはストレスと関連が深い**のです。しかしながら、この分野を専門とする耳鼻咽喉科医は少ないのが現状です。

筆者は心療耳鼻咽喉科のなかでも難聴・耳鳴りを専門として、精神科クリニック内での心療耳科外来をおこなっています。

難聴のメカニズムや治療法だけでなく、難聴とよりよくつきあうためにはどうすればよいのか、難聴による孤独に対してどのように向き合っていくと楽になるのか、についても、筆者なりの経験から解説しました。

誰にも訪れる耳の不調と難聴について、本書を通じて理解を深めていただき、読者のみなさんの心が少しでも楽になれば本望です。

豊田浄水こころのクリニック副院長　杉浦彩子

目次◆誰にも訪れる耳の不調・難聴を乗り越える本

第2章 補聴器で難聴のリハビリ治療をする

第3章 気をつけたい難聴を引き起こす病気と生活

第4章　つらい耳鳴りを軽くする療法

第5章 聞こえない苦しみを乗り越えるヒント

第6章　超高齢社会を難聴とともに生きる

誰にも訪れる耳の不調・難聴を乗り越える本

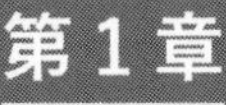

耳の不調・難聴とはどういうものか

✿その夫婦ゲンカの原因は難聴？

・人の話をちっとも聞かない
・生返事ばかり
・耳が遠いと思って大きな声で話しかけると「うるさい」と怒り出す
・テレビのボリュームをめぐってケンカになる

夫婦間でこんなことはありませんか？

誰しも年齢とともに少しずつ聴力は下がっていきます。一般に女性よりも男性のほうが難聴になりやすく、しかも、男性は女性よりも自己の聴力をあまく評価しがちであることがわかっています。

補聴器外来を受診する典型的なパターンを見てみましょう。補聴器外来とは、その名のとおり補聴器のさまざまな相談に応じる外来で、初めて補聴器を考えるためしっかり試聴をしたい人、補聴器がうまくいかない人などが受診します。

「夫がテレビを見るときのボリュームが大きくて、頭がガンガンするんです。私が話しか

図２　年代別の平均聴力

グラフ線は各年代の男女の平均聴力、両気導

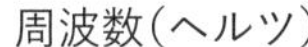

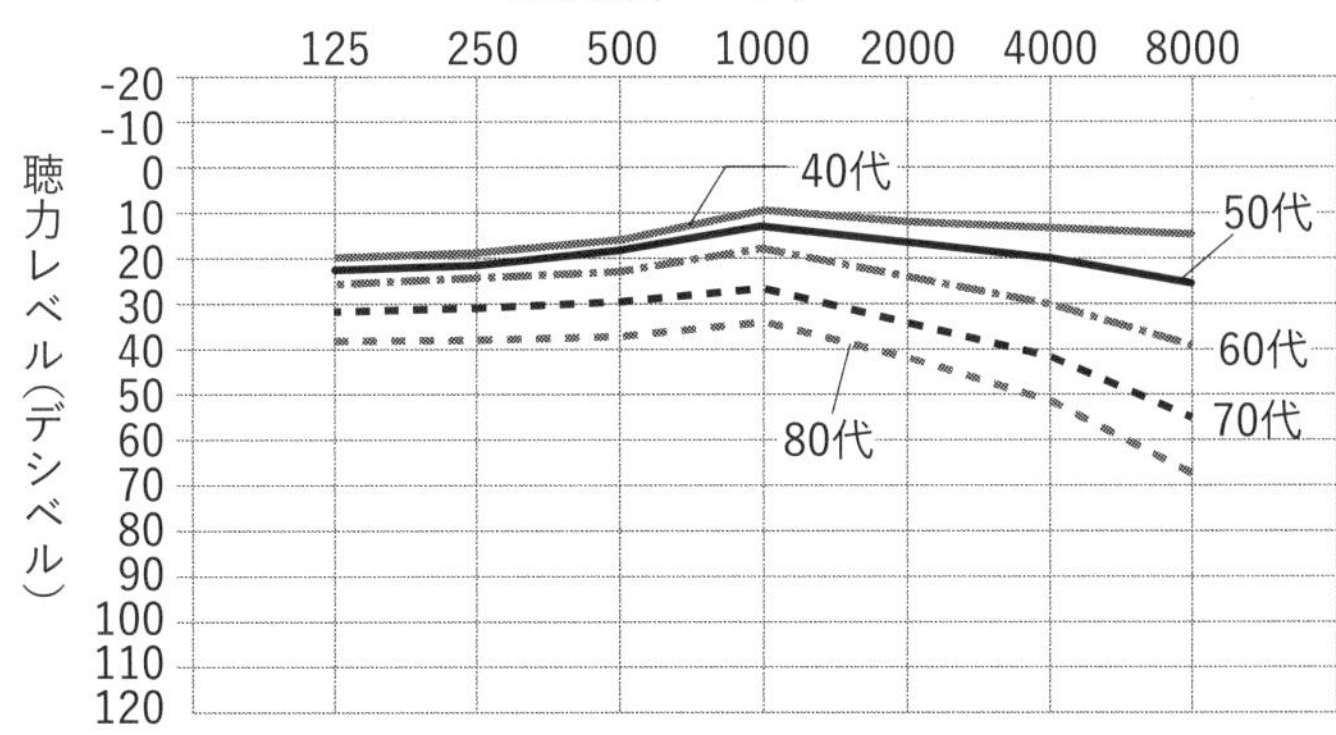

〔出典〕国立長寿医療研究センター・老化に関する長期縦断疫学研究（第７次調査）

けても適当な返事ばかりですし、だいぶ耳が遠くなっていると思います」

妻のA子さんが診察台に座ったご主人を横目に訴えます。

「妻はこういいますが、そう困ってないんですけどね。たしかに妻の声は小さくてときどき聞きにくいですが、ほかの人との会話で困ったことはないです」

妻にいわれてしぶしぶ耳鼻咽喉科を受診したA雄さん。

そこで、純音聴力検査と語音聴力検査という2種類の聴力検査をおこないました（聴力検査については詳細をのちほど説明します）。

純音聴力検査では、加齢による難聴でよくみられる、高い音ほど聞こえが悪い感音難聴

というタイプで、難聴の程度は中等度（47ページ参照）の入り口ぐらいであることがわかりました。語音聴力検査では、言葉の聞き取り力は保たれていました。

A雄さんの左右の聴力はどちらも同じぐらい。70代男性の平均的な聴力でした。「補聴器をつけはじめるにはちょうどよい聴力ですよ」と説明しましたが、A雄さんは乗り気ではありません。

妻にもせっつかれ、「せっかく受診したのだから、補聴器をつけるとどんな感じに聞こえるかだけでも試してみませんか？」と話すと、しぶしぶ補聴器の試聴をおこなってみることとなりました。

✿補聴器をつけて初めてわかる聞こえの悪さ

初めて補聴器をつけようと考える人は、耳鼻咽喉科を受診して、補聴器店を紹介してもらうとよいでしょう。良心的な店では補聴器の試聴をおこなっています。

試聴をはじめる際には、貸し出しする補聴器を最終的に理想とする音量の70パーセントぐらいに調整します。ボリュームのつまみで自分でもある程度は音量を変えられますが、基本の音は外来で設定します。

A雄さんはまずは両耳に試してみましたが、いきなり両耳では耳も重いし音もうるさいので大変、といわれ、装用感がいい左耳のみ試聴することになりました。

「自分の声ばかり大きく聞こえて、ジージー雑音も鳴っています」

とA雄さんはぶつぶつ文句をいっています。

しかし、単語を小声でいってみたところ、補聴器をつけていないときは10問中半分しか聞き取れないのに対し、つけているときは10問中7問聞き取れました。わずかですが、補聴器をつけているほうが聞き取りやすくなるのを実感したようです。

また、ジージー騒がしいのはエアコンの音が聞こえていたのでした。補聴器を通して聞くことに慣れると、自分の声の大きさや雑音は軽減していくので、日中はできるだけつけつづけるように説明します。

補聴器の機能の説明をしながら、せっかく試すのだから、しっかり試しましょうと伝えると、もともと機械好きのA雄さんは少し興味を持ったようです。

２週間後、やはり気乗りがしない様子で現れたA雄さん。

「いわれたとおり、できるだけつけているようにはしていましたが、雑音ばかりうるさかったです」

「雑音というのはどんな音ですか？」

「なんかピーピーいったり、ジージーいったり。あと水の流れる音や食器の音とかが響いて響いて」

ピーピー音はハウリング（後述）という現象で、現象の説明と対策をします。

「けっこう気になるのに頑張ってつけてくださったんですね。つけはじめたばかりの頃と比べて、ここ数日はどうでしたか？」

「そういえば、初めよりは気になりません」

「テレビのボリュームはどうですか？」

「妻からの苦情は減りました」

A子さんから「いつもは30ぐらいのテレビのボリュームが25になっていました」と追加報告が入ります。

「ほかには何か気づいたことはありましたか？　悪いことだけでなく、いままで聞こえなかった音が聞こえた、といったことはありませんでしたか？」

「そういえば、ひさしぶりに朝に雀(すずめ)の鳴き声を聞いたな、と思いました」

知らず知らずのうちに、いろいろな音が聞こえにくくなっていたのです。

難聴があるのに放っておくと、脳で音を処理している聴覚野(ちょうかくや)を中心に**脳がおとろえる可能性がある**こと、最近の研究では補聴器の使用で脳のおとろえのスピードを弱められる可能性が指摘されていることを説明し、このままもう少し試聴をつづけるかどうかを聞くと、迷いながらも試聴をつづけることになりました。

音量を80パーセントにして、再度貸し出しです。

その２週間後のこと。

「先日、外出したときに妻が運転中に話しかけてきて、そういえばいままでは車の中で妻の話は聞こえづらくてイラッとすることがあったのに、よくわかるなと思いました。でも車の外へ出たら、風の音がひどくて全然ダメでした」

家の中では補聴器をつけていてもそれほどうるさい感じはしなくなったということでした。

音量はほとんど触っていないというので、操作の確認をし、基準の音量を１００パーセントにしてさらに貸し出します。

そして2週間後、

「補聴器をつけはじめてから、補聴器をつけているとよく聞こえますが、外すと聞こえなくなった感じがするんで、耳が悪くなったんじゃないかと心配です」

と、今度は落ち込んだ様子で来院しました。

しかし、補聴器をつけてテレビを見る場合、テレビのボリュームはむしろ以前よりも小さくても聞き取れるようだといいます。念のため、聴力検査をしましたが、以前とまったく変わりはありません。

補聴器を通して聞くことに充分慣れると、外したときに「あれ? こんなに聞こえていなかったっけ?」と感じる人は大勢いることを説明します。

結局、A雄さんは今後も補聴器をつづけることを決意しました。

もちろん、A雄さんはうまくいったパターンで、初めの2週間で嫌になってしまい、試聴だけで終わる人もいます。

しかし中等度以上の難聴がある人は、本人にまったくその気のない状態で試聴をはじめた場合でも、試聴を通して半分は補聴器の必要性・有効性に納得するようになります。

✿聴覚はコミュニケーションに深く関わる重要な感覚

難聴とは聴覚が低下した状態ですが、そもそも感覚とは、聴覚とは、何でしょうか？私たちは世界をさまざまな感覚を通して感じています。感覚がなければ世界は存在していないも同然です。

感覚器とは、体外からの刺激を受容するための器官であり、私たちの体と外界を結びつける重要な役割を果たしています。

外界からの刺激にはさまざまなものがあり、温度や振動など物理的な刺激と化学物質による化学的な刺激に大別されます。

ある特定の刺激を受け取ることに特化した器官を特殊感覚器といいます。対して、一般感覚は体のあちこちで受容される感覚をいい、皮膚感覚や内臓感覚などを含みます。

いわゆる五感とは、次のものをいいます。

- 視覚＝光刺激の受容
- 聴覚＝音波刺激の受容
- 嗅覚＝揮発性化学物質による刺激の受容
- 味覚＝水溶性化学物質による刺激の受容

（以上 特殊感覚器）

- 触覚＝体表をおおう皮膚への刺激の受容 ―― 一般感覚器

一般感覚は全身の皮膚に受容器が分布するため喪失することはまずありませんが、特殊感覚は感覚器である目・耳・鼻・舌の損傷によってその感覚の喪失が起こります。

視覚が喪失した状態は盲、聴覚が喪失した状態は聾、嗅覚が喪失した状態は嗅覚脱失、味覚が喪失した状態は味覚脱失といいます。

嗅覚障害と味覚障害を指す固有の言葉はありませんが、視覚障害と聴覚障害にはそれぞれ「盲」と「聾」という言葉があります。

このことからもわかるように、視覚と聴覚は人間にとっては情報、すなわち人間が人間たるゆえんである文化や言語コミュニケーションに必須な感覚の双璧をなしているため、その喪失は非常に大きな影響をおよぼします。

喪失までいかなくても、視覚や聴覚の機能低下は、たとえその程度が軽くても本人にはそれなりの負担となっているのです。

「聾唖」という言葉は、耳が聞こえず話し言葉が話せない状態をいいます。生まれつき聞こえが悪いと、言語コミュニケーションがほとんどとれなくなってしまうこともあります。聾であっても手話を使用すれば言語をきちんと獲得できるのですが、発話がむずかしいと「唖」という状態になります。

このように**聴覚は言語コミュニケーションと根源的に関わっている感覚**といえるでしょう。

✿耳のしくみ——外耳と中耳の異常は伝音難聴

聴覚をつかさどる耳ですが、耳には音波をとらえるための精巧なしくみが数多くあります。そのしくみを順に見ていきましょう。

動物によっていろいろな形の耳があります。猫の三角の耳、うさぎの長い耳、人間や猿のような丸くひだのある耳……。どうしてでしょう。

耳は三つの部分からなります。鼓膜より外側の外耳、音を感じる感覚器そのものである内耳、そして外耳と内耳のあいだにある中耳です（図3）。

・外耳＝鼓膜より外側にある
・中耳＝外耳と内耳のあいだにある
・内耳＝中耳の内側で頭蓋骨の中にある音を感じる感覚器

魚類には中耳と外耳はなく、内耳しかありません。水中の音を聞くには内耳さえあればよいのです。

水中に比べて、空気中では音波の伝わり方が弱いため、振動として感じられるような大きな音でないと内耳だけでは音を感じ取ることができません。中耳と外耳は、空気中の音を増幅して内耳に届けるために進化した部分なのです。

そして両生類、爬虫類、鳥類には中耳はありますが、外耳はありません。外耳があるのは哺乳類だけです。

図3　耳のしくみ

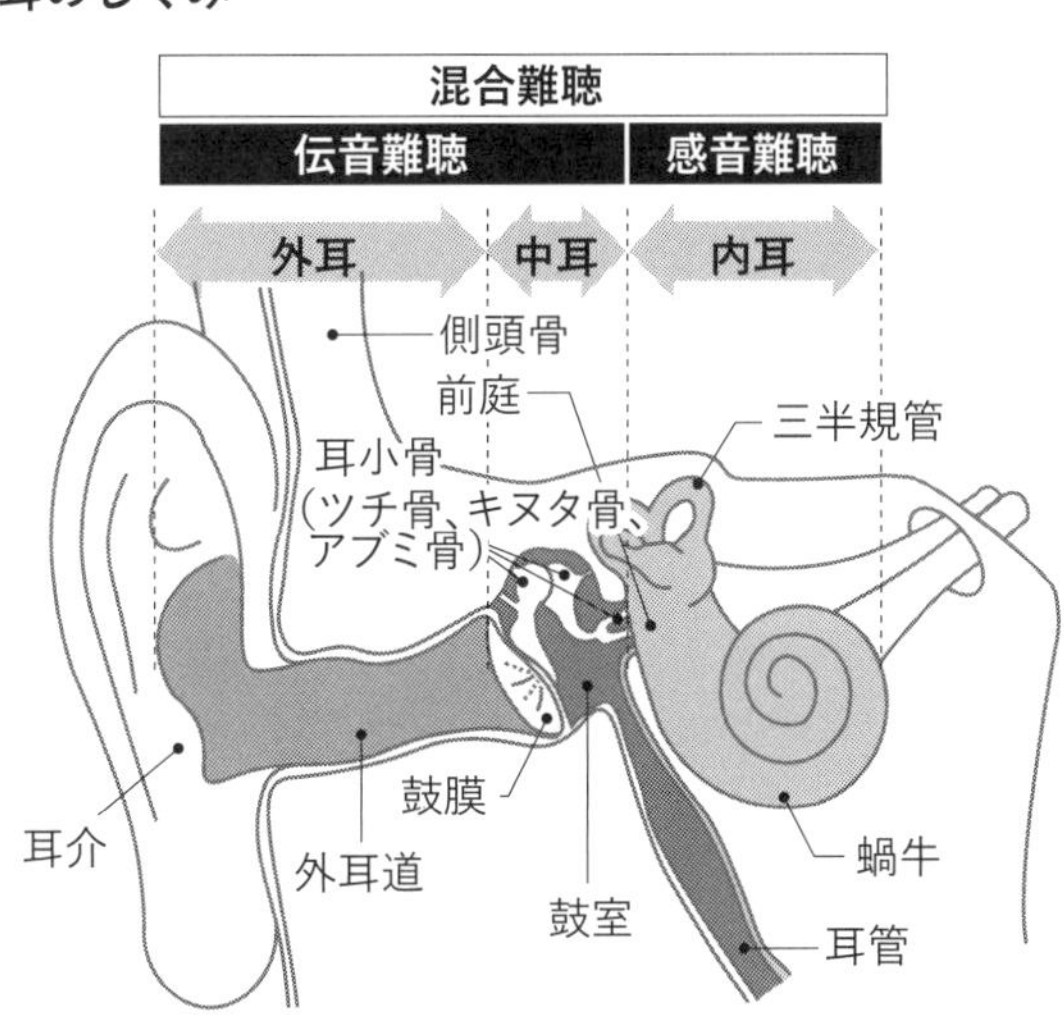

ふだん、耳と呼ばれている部分は正確には耳介（じかい）といいます。耳介を見ればその動物がどのような暮らしぶりをしているか想像がつきます。

たとえば寒いところに住む動物は耳が小さく、暑いところに住む動物は耳が大きいことが多い。耳を風に当てることによって、耳から体温を放熱して体全体の温度を下げられるからです。

また、肉食動物の耳は獲物（えもの）を追うために前を向いた三角形をしていますが、草食動物はあちこちの音が拾えるようによく動き、長めの形をしています。品種改良された飼育動物には、垂れ耳のものもいます。

自分の耳介に添うように手を当てると音

がよく聞こえるようになります。人間の耳介は前下方の音を中心に拾うようにできており、手を添えて耳の形を大きくするだけで聴力は数デシベルよくなります。逆に、耳介をなくしてしまうと、聞こえは数デシベル落ちます。

また、複雑な耳のひだは音をさえぎったり反響させたりし、音の発生源（方向性）を突き止めるのに役立っています。

耳介で集めた音が鼓膜へ伝わるには、長さ2～3センチのトンネルである外耳道（がいじどう）を通り抜けます。筒状の中を音波が通ると、共鳴という現象が起きます。管楽器はこの共鳴を利用してつくられています。トンネルの中で話すと声が響きますが、これも共鳴による現象です。

管が長くて大きいと低い音が共鳴しやすく、短くて細いと高い音が共鳴しやすくなります。直径約1センチ、長さ2～3センチの外耳道では、4キロヘルツ前後の甲高い（かんだか）音が共鳴しやすくなっています。

このように外耳で空気中の音を集め、甲高い音を共鳴によって増幅したら、次は中耳での増幅があります。

鼓膜はパラボラアンテナのような形をしており、鼓膜で受け止めた音波を効率よく耳小骨（じしょうこつ）に伝えます。

耳小骨は人体最小の骨で、ツチ骨（こつ）、キヌタ骨、アブミ骨という三つの骨からなっています。梃子（てこ）の原理や面積比といった物理力学を使って、鼓膜で受け止めた音を増幅して内耳へと伝えます。

最終的に、アブミ骨の振動を通して内耳に音波が伝えられるので、アブミ骨が内耳に接触している部分（アブミ骨底板）の動きが大変重要になります。どれだけうまく音波を増幅したとしても、それが内耳へきちんと伝わらなければ意味がないからです。

外耳・中耳の異常で聴力が低下している場合は伝音難聴（でんおん）といい、病気や病態によってさまざまな治療方法があります。

✿内耳の障害は感音難聴、多くは有毛細胞のダメージ

寺院でたとえるなら、外耳と中耳は〝本堂までの道すじ〟にすぎません。内耳が〝聴覚の本堂〟です。

内耳は、聴覚を感知して脳へ伝えるための蝸牛（かぎゅう）と、平衡感覚を感知する前庭（ぜんてい）の二つに分かれています。カタツムリの殻（から）のような形をしているのが蝸牛、殻から出たカタツムリの体のように見えなくもないのが前庭です。

蝸牛の中は三層構造（前庭階、中央階、鼓室階）になっており、リンパという液で満たされています（図4）。ちなみに内耳のリンパは、リンパマッサージなどのリンパと呼び名は一緒ですが別物です。

アブミ骨から伝わった音波は、蝸牛の入り口から上の層（前庭階）をらせん状に伝わって頂上まで行き、今度は下の層（鼓室階）を通って下がって出ていきます。

上と下の層にはさまれている中央階にあるのが、コルチ器という本堂の中のご本尊というべき構造です。

コルチ器には3列の外有毛細胞（がいゆうもうさいぼう）と1列の内（ない）有毛細胞が並んでおり、伝わった音波が内有毛細胞の毛を振動させると、脳へとつづく聴神経細胞の電気信号が発生します。外有毛細胞は振動しながら毛の長さを変えることによって、内有毛細胞の感度を変える役割をしています。

たとえばゴムをつけた水風船をヨーヨーのように動かして遊ぶとき、うまくタイミング

図４　内耳の蝸牛とコルチ器のしくみ

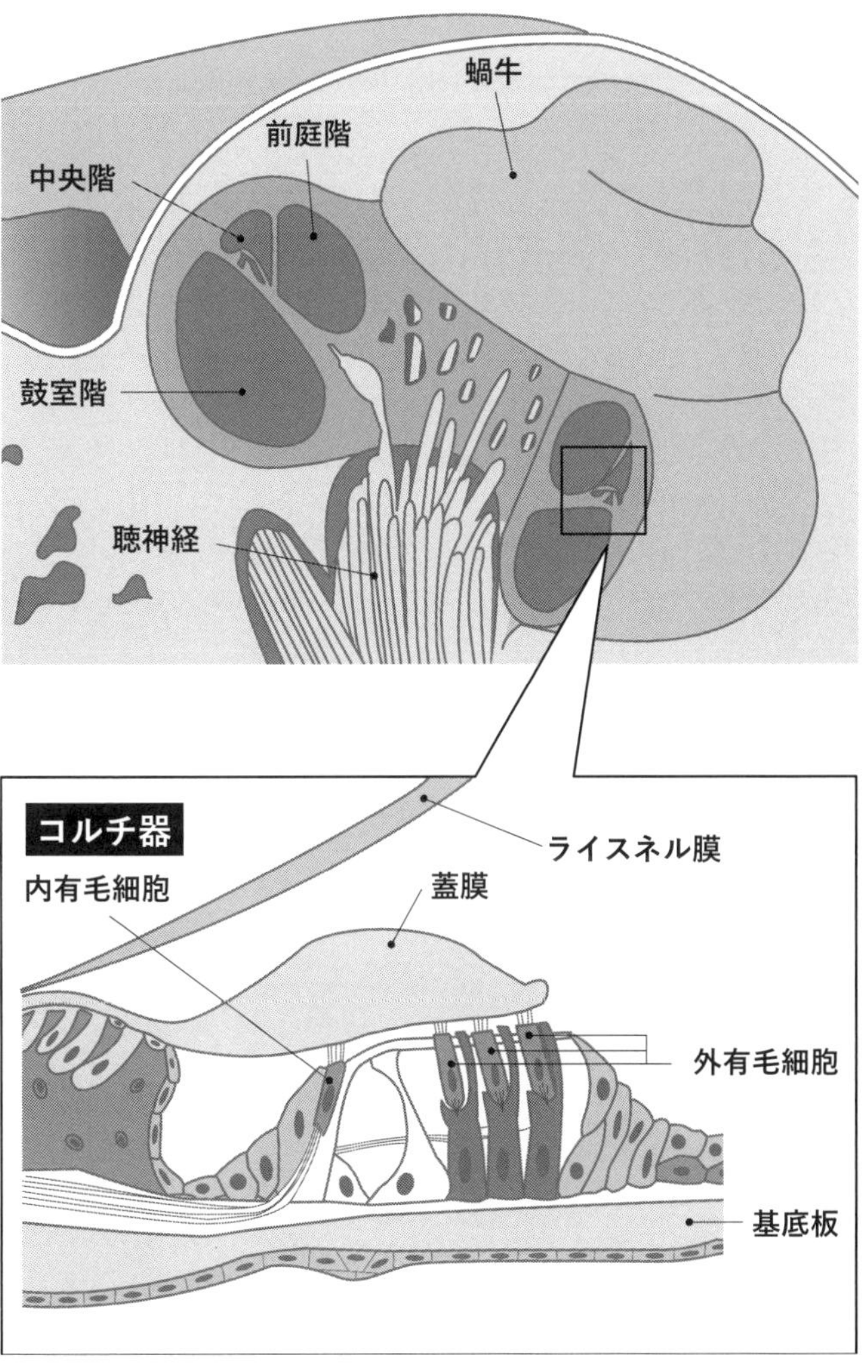

が合うゴムは長く伸びますが、タイミングが合わないとそれほど長く伸びません。それと同じで、外有毛細胞の長さが音波と合っていると内有毛細胞の感度が高くなり、合っていないと感度が低くなります。この感度は意識や体調で変化します。

私たちが音に集中して耳をすますときには、実際に聴力も高まっているのです。

外有毛細胞と内有毛細胞の毛は振動によって摩耗します（137ページ図21参照）。毛がダメージを受けて抜けてしまうと二度と再生しません。

通常、聴力が低下してから1ヵ月以上過ぎても改善のきざしがない場合は、有毛細胞の毛が抜けてしまった状態であると考えられています。

このような場合、薬物療法、民間療法含めて現代の医学・科学では聴力そのものを改善させるのは困難です。補聴器などの機器を使わないかぎり、聴力アップは見込めない、ということです。

内耳に障害があって聞こえにくくなった状態を感音難聴といいます。

有毛細胞の並んでいる基底板という部位や有毛細胞の入っている内リンパ腔という部位などが原因で感音難聴になる場合もありますが、**感音難聴の多くは有毛細胞の障害による**

ものです。

✿「音は聞こえても聞き取れない」理由

音は聞こえても、それが何を意味するのかわからないとストレスがたまります。

耳で感知された音は、脳の聴覚野（ちょうかくや）という部位で処理されます。最終的には、**音は耳で聞いているのではなく、脳で聞いている**のです。

脳の聴覚野に伝わるまでの聴覚経路では、音の情報は神経を何度も乗り換えます。

神経を乗り換えるというのは、私たちが目的地へ行くまでに何度か大きな駅で乗り換えるようなもので、大きな駅でほかの場所からやってきた乗客（情報）が乗ってくることがあれば、逆に降りてしまうこともあります。

右耳、左耳という駅から神経に乗る際、音の情報は低音部、中音部、高音部と車両ごとに大まかに振り分けられてはいますが、そこへ一度にわーっと乗車してきた雑多な乗客を乗換駅で整えながら、聴覚野という終点まで届けるのです。

大事な乗客には仲間や荷物も途中で加わりますし、終点まで届ける必要はないと判断された乗客は途中で降ろされてしまいます。

つまり、**音の情報（聴覚情報）は耳からそのまま脳へ伝わるわけではなく、左右の耳からの音を統合したり、いりそうな音・いらなそうな音に分けられたり、修飾されて伝わっていく**のです。

視覚的にたとえてみると、イメージがわきやすいかもしれません（図5）。

たとえば、静かなところで明瞭（めいりょう）な話し方をする人の話を聞く場合は白い紙に印刷された字を読むようなものですが、くぐもった話し方や早口の人の話はくずし字を読んだり、細かい字を読んだりするようなものでしょう。

紙に書いてある文字と違って、音の情報というのは雑音の中にまぎれた情報であり、白い紙ではなく墨（すみ）で汚れた本を読むようなものです。

そこから**必要な情報を取り出すために、さまざまな処理がなされている**のです。そのため視覚が脳の視覚野へ入力されるときよりも多く、神経の乗り換えがおこなわれるのです。

図5　聞こえ方のイメージ

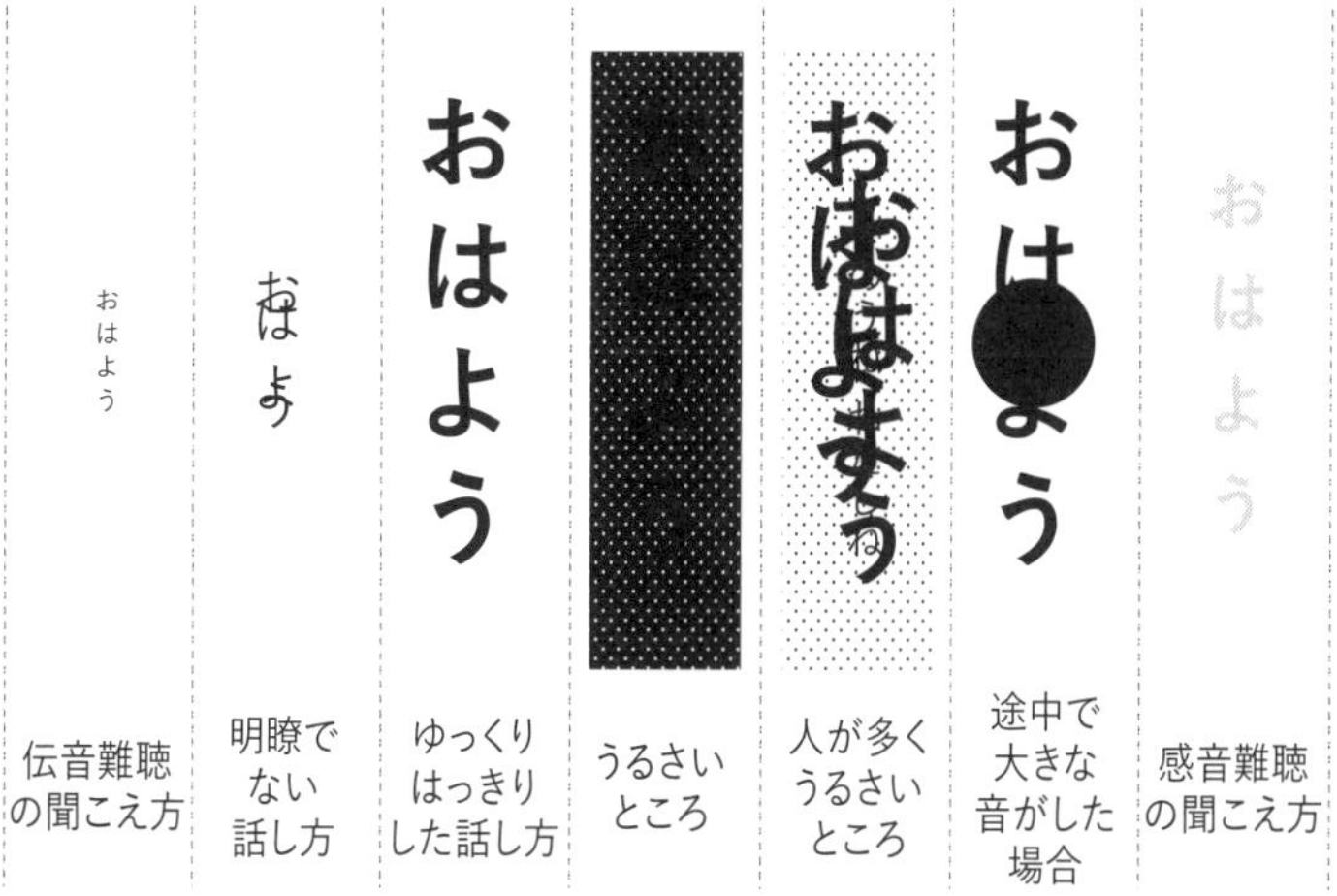

感音難聴の聞こえ方	途中で大きな音がした場合	人が多くうるさいところ	うるさいところ	ゆっくりはっきりした話し方	明瞭でない話し方	伝音難聴の聞こえ方
おはよう	おは●よう	おはよう		おはよう	おはよ	おはよう

脳に届いた音は、さらに言語野(げんごや)の情報や記憶と結びついて、ようやく「言葉」として意味が理解されます。

音は脳で聞いているので、このとき、**脳がうまく働かないと、「ア」という音を聞いても「ア」と認識できません。**そのため、**音は聞こえてもうまく聞き取れない、内容が理解できないということが起こる**のです。

鼓膜や蝸牛といった耳の異常ではなく、**神経や脳に障害があって、音は伝わっていても音の中身を理解することができない場合を「中枢性(ちゅうすう)の聴覚障害」**といいます。近年、聞いて理解することが苦手な人に、このような中枢性の聴覚障害があることがわかってきました。

中枢性の聴覚障害では、先ほどの視覚イメージでいうなら、背景を白にして文字を鮮明にすることが重要です。すなわち、テレビや音楽など周囲の音をできるだけ小さくし、話し手がゆっくりはっきり話すと聞き取りやすくなります。

✿加齢性難聴の原因は複合的

難聴は小さな音が聞こえなくなる状態を指しますが、加齢とともに進行する加齢性難聴では、じつは状況はもっと複雑です。

加齢性難聴にはさまざまな原因がからんでいますが、その要素は以下の三つに大別されます。

・中外耳の加齢による変化
・内耳の加齢による変化
・聴神経、脳の加齢による変化

年齢とともに関節が硬くなったり骨がもろくなったりするのと同様、**中耳の鼓膜が薄くなったり耳小骨の動きが硬くなったり**し、耳の違和感を覚えやすくなります。耳あかもたまりやすくなります。

そして、**内耳の有毛細胞の障害**があります。そのほか、蝸牛の**栄養血管**や蝸牛に連絡している**神経細胞でも加齢による変化**が起きます。

中枢聴覚経路、つまり**脳の聴覚経路でも加齢による機能低下**が生じてきます。

加齢性難聴では、単純に小さな音が聞こえないだけでなく、**大きな音に対しての不快感が増してきます**。これを「補充現象」といいます。音の強さの少しの増加に対して、感覚的な音の大きさの変化が強く感じられるのです。

静かな部屋で蚊（か）がプーンと飛ぶ音が聞こえてきたら大きく感じます。ですが、蚊が飛ぶ音ぐらいの大きさで話す人がいたら、とても小声に感じられます。このように音の物理的な強さが同じでも、その人が受ける感覚的な音の大きさは状況によって変化するのです。

音の強さの変化に対しても、テレビやラジオのボリュームを同じように大きくした際に、少ししか大きくなっていないように感じたり、とても大きくなったように感じたりと、人や状況によって違いがあります。

つまり、**小さい音が聞こえづらいうえに、ちょっとでも大きい音はうるさく感じられ、快適に聞こえる音域が狭くなる**のです。

また、複数の種類の音を聞き分けるには、内耳だけでなく中枢聴覚路の働きが重要ですが、この**中枢聴覚路の機能低下があると、騒音下での聞き取りが悪くなります。**

そのため加齢性難聴の人では、補聴器をつけても音が大きくなるだけで言葉が聞き取れない、と訴えることが多くなります。

話し言葉の速さにもついていけなくなります。

有毛細胞の損傷をはじめとした内耳の障害は、訓練をしても改善することはありませんが、中枢性の聴覚障害は訓練によって次のように改善することがわかっています。

- 補聴器装用をつづけると、約３割の人で言葉の聞き取りが改善する
- 難聴になると聴覚野などへの刺激が少なくなるため、脳の機能が変化し脳波の一部も変化するが、補聴器をつけると健聴者の脳波に近づく

そのため加齢性難聴では、後述するように**補聴器をつけてリハビリをするという意識が重要**です。もちろん聴力に対して適切な調整になっていることが大前提です。

✿会話のところどころが聞こえなくなる理由

音には高い音、低い音、いろいろな音があります。41ページ図6のように数学的にきれいに表すことのできる音を純音（じゅんおん）といい、音叉（おんさ）という道具を使って出すことができます。

純音聴力検査に使用される音で、低いとボー、高いとピーと聞こえます。楽器を一定の高さで鳴らした場合は、かなり純音に近い音になります。

私たちが**日常で耳にする音は、さまざまな音が組み合わさってできている複合音**です。

音波の振動が細かいほど高い音になりますが、その振動の単位をヘルツ（Hz）といい、音の高さを表します。１秒間に１回の振動が１ヘルツになり、人間が聞こえる音の高さはだいたい20～２万ヘルツです。

音には大きさもあります。音の大きさはデシベル（dB）という単位を使い、音波による圧力を表しています。
主だった日常音の大きさを図7に示しました。通常の会話は60デシベル、幹線道路のそばにある家の環境音は80デシベルとなります。デシベルが20違うとずいぶん音の大きさが違いますね。120デシベルより大きな音は、短時間聞くだけでも難聴になるおそれがあるので注意が必要です。

さて、人間の声はさまざまな周波数、大きさの音が重なり合った複合音なので、**軽度～中等度の難聴（47ページ参照）では会話の内容がすべて聞こえないというより、ところどころ聞こえないという状態**になります。

図5の聞こえ方のイメージ（35ページ）に示したように、騒音の中ではすべての音が完全に聞こえているわけではありません。健聴者でも、聞こえない部分は無意識に情報を補って聞いているのです。

そこに難聴があると、ただでさえ聞こえづらいのに、騒音のためにますます補うのがむずかしくなります。なんとか聞こえたところを理解するだけで精一杯、という状態になってしまうのです。

図６　音波の違い

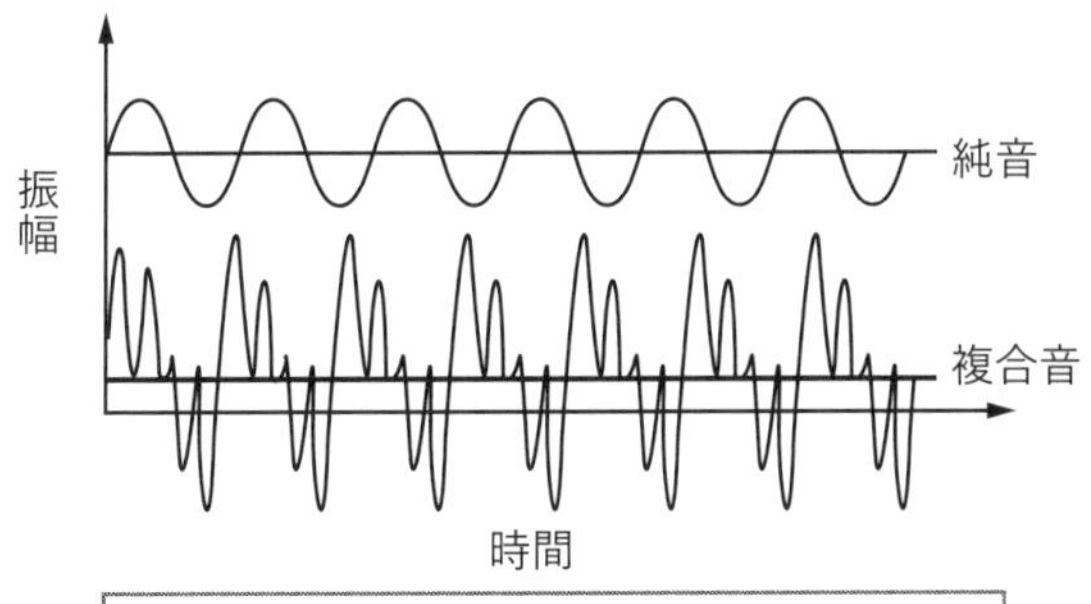

日常生活で聞く音は複合音

図７　日常音のさまざまな大きさ

<table>
<tr><th>音圧レベル
（デシベル）</th><th>音の例</th><th>難聴
レベル</th><th>聞こえの悪さ</th></tr>
<tr><td>0</td><td>最小可聴音</td><td rowspan="2">正常
（健聴）</td><td rowspan="2"></td></tr>
<tr><td>10</td><td>雪の積もる音、息の音</td></tr>
<tr><td>20</td><td>木の葉の揺れる音、衣擦れ</td><td rowspan="2">軽度難聴</td><td rowspan="2">遠くの声、小さな声
が聞きづらい</td></tr>
<tr><td>30</td><td>5mほど離れたところのささやき声</td></tr>
<tr><td>40</td><td>静かな部屋の環境音</td><td rowspan="3">中等度
難聴</td><td rowspan="3">普通の会話が
ところどころ
聞きづらい</td></tr>
<tr><td>50</td><td>普通車のエンジン音</td></tr>
<tr><td>60</td><td>普通の話し声</td></tr>
<tr><td>70</td><td>掃除機の音</td><td rowspan="2">高度難聴</td><td rowspan="2">普通の会話が
聞き取れない</td></tr>
<tr><td>80</td><td>幹線道路横の環境音</td></tr>
<tr><td>90</td><td>カラオケ、パチンコの音</td><td rowspan="3">重度難聴</td><td rowspan="3">大声でも
聞き取れない</td></tr>
<tr><td>100</td><td>電車、大型トラックの音</td></tr>
<tr><td>110</td><td>花火</td></tr>
<tr><td>120</td><td>耳元で聞く叫び声</td><td colspan="2" rowspan="3">※短時間聞くだけでも
難聴になる危険あり</td></tr>
<tr><td>130</td><td>警報用大型サイレン</td></tr>
<tr><td>140</td><td>大型ジェット機のエンジン音</td></tr>
</table>

✿「加藤さん」と「佐藤さん」を聞き間違えるのはなぜ？

通常、**補聴器が必要なレベルの難聴かどうかは純音聴力検査をおこなって判断します。**純音聴力検査は、難聴の検査としてもっとも標準的におこなわれるものです。健康診断などの聴力検査のときに聞くピーという音の検査もそうです。

健診では、会話を聞き取るためにもっとも大事な1000ヘルツと、騒音による難聴で真っ先に聞こえにくくなる4000ヘルツの、2つの高さの音で検査します。

耳鼻咽喉科（じびいんこうか）では125、250、500、1000、2000、4000、8000ヘルツという7つの高さを検査するのが標準です。補聴器が必要かどうかは500、1000、2000、4000ヘルツの4つの高さに注目して決定します。**この4つの高さにおける平均の聴力が中等度以上であれば、補聴器をおすすめします。**

耳鼻咽喉科を受診して純音聴力検査をおこなうと、検査結果が示されたグラフを手渡されます。これはオージオグラムといいます。

オージオグラムに書かれている聴力レベルとは、その人が聞こえるもっとも小さな音の大きさです。たとえば**「50デシベルの聴力」**とは、**50デシベルの音量が聞こえる（逆にいうとその音量でないと聞こえない）ということ**です。

自分のオージオグラムはコピーをもらって保存しておくと、ほかの医療機関へ受診したときにも以前の結果と比べることができて便利です。

また、オージオグラムには、**どの高さの音がどれぐらいの音量だったら聞こえるのか、**ということも示されているので、自分の難聴の程度を理解するうえでも大切です。

45ページの図8は、オージオグラムの上に音韻を書き入れたものです。

私たちが発する言葉（音声）は、簡単にいえば空気の振動です。声帯を通る空気の振動を、口の中の空間でさまざまな形に共鳴させて、口から発しているのが言葉です。音の種類によって、次のように母音、無声子音、有声子音に分かれます。

・母音＝アイウエオ
・無声子音＝声帯が振動しないタイプの子音。日本語ではカ・サ・タ・ハ行など
・有声子音＝声帯が振動するタイプの子音。ガ・ザ・ダ・バ行など。濁音はやや音圧が

強くなる

日本語では母音はもっとも基本となる音で、音の高さは１０００ヘルツ周辺にあり、音圧も強めです。ですから、**難聴が高度でなければ、母音は聞き取れることが多い**のです。

図8には60代、70代、80代それぞれの平均聴力も書き入れてあります。それぞれの音韻スペースより下にグラフ線があれば、その音が聞き取りにくくなります。

加齢性難聴では高い音から聞こえづらくなるので、無声子音、つまりカ・サ・タ・ハ行から聞きにくくなります。

だから「加藤さん」と「佐藤さん」と「羽藤さん」を聞き間違えたり、1（いち）と7（しち）と8（はち）を聞き間違えたり、ということが起こるのです。

ちなみに、マ・ナ・ラ行は無声子音でも有声子音でもないその他の子音に分類され、やや低めの音なので、聞き取りで問題になることはあまりありません。

補聴器の調整をする場合、１０００ヘルツを中心として、５００〜４０００ヘルツの高さの音を、30〜40デシベルで聞き取れる聴力へ持ってくるのが目標となります。

図８ 高齢になるほど高音＋子音が聞き取りにくくなる

グラフ線は60代、70代、80代の男女の平均聴力

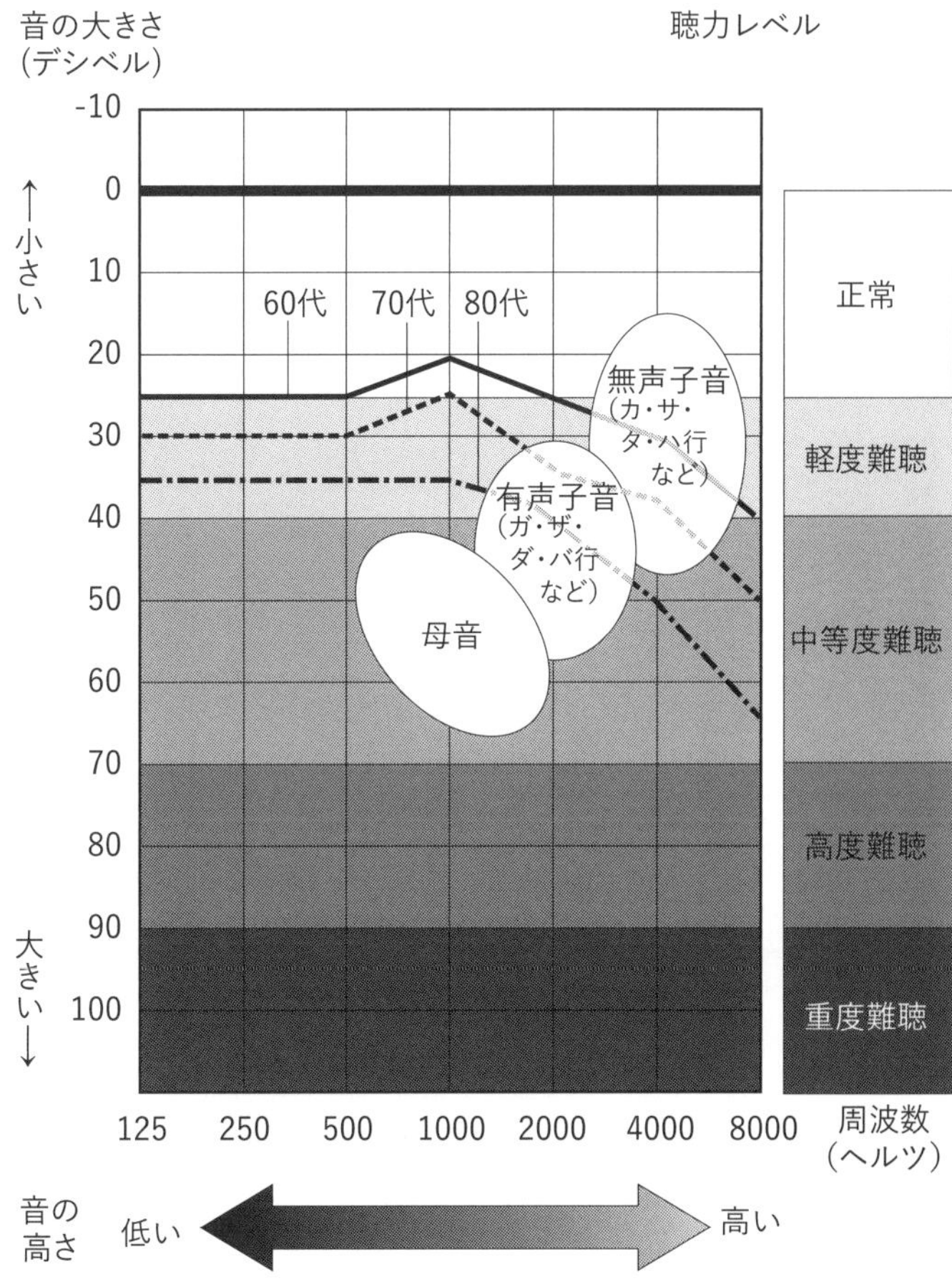

✿難聴レベルの定義はさまざま

前述したように難聴の純音聴力検査では、500、1000、2000、4000ヘルツの4つの音の高さに注目します。この4カ所で聞こえる最低の音の大きさの平均値で、その人の聴力レベルを判定しています。

WHO（世界保健機関）の定義では、難聴のレベルは次のように分けられています。

【WHOの難聴レベル】

・正常　　　＝25デシベル以内で聞き取れる場合
・軽度難聴　＝26～40デシベル
・中等度難聴＝41～60デシベル
・高度難聴　＝61～80デシベル
・重度難聴　＝80デシベルを超える難聴

しかし、どのように難聴を定義するかは国や機関によって異なり、日本聴覚医学会の定義では、次のようになります。

【日本聴覚医学会の難聴レベル】

・正常　　　＝25デシベル未満で聞き取れる場合
・軽度難聴　＝25デシベル以上40デシベル未満
・中等度難聴＝40デシベル以上70デシベル未満
・高度難聴　＝70デシベル以上90デシベル未満
・重度難聴　＝90デシベル以上

先ほどの図8には日本聴覚医学会の定義による難聴レベルを記してありますが、このように「中等度難聴」などといっても差異があります。

なぜ、こうなってしまったのでしょうか。その背景にはいろいろな研究や歴史の積み重ねがあり、さまざまな考え・立場もあるので、統一するのはなかなかむずかしいのです。

聴覚障害が高度で身体障害者の申請をする際にはまた異なった定義を使用しており、ややこしくなっています。

✿オージオグラムで読み解く難聴タイプ

純音聴力検査の結果が記されたオージオグラムから、難聴のタイプを見分けることができます。伝音難聴と感音難聴、そしてその両方をあわせ持つ混合難聴の3つの難聴タイプがオージオグラムからわかるのです。

聴力検査はヘッドホンをつけておこなわれ、その結果、外耳から伝わった音がどれぐらい聞こえるかという気導聴力を判定します。右耳の聴力は○で、左耳の聴力は×で表します。

もう一つ、骨導聴力というものもあります。これは耳の後ろにある骨（乳様突起）に直接振動子を当てて揺らし、内耳へ音を響かせてどれぐらい聞こえるかを判定します。右耳の聴力は[、左耳の聴力は]というマークで示します。

骨導は必ず気導よりも値が小さくなります。骨導が気導よりも大きい場合は、振動子がうまく骨に当たっていなかったと考えられます。

気導が骨導よりも2目盛（20デシベル）以上値が大きい場合は、伝音難聴が疑われます。つまり外耳・中耳になんらかの異常があって、うまく音が伝わっていない状態です。

逆に**差が2目盛未満であれば、感音難聴**と判断します。内耳が原因の難聴です。

骨導聴力で難聴があり、伝音難聴も疑われる場合は混合難聴となります。

次ページの図９で具体的に見てみましょう。

ＡさんとＢさんは、気導は同じ聴力ですが、骨導に差があります。Ａさんは気導と骨導の両方がほぼ同じレベルの値ですが、Ｂさんは気導の値のほうが骨導よりかなり大きくなっています。

つまり、Ａさんは感音難聴で、急な難聴でなければ補聴器の試聴をおすすめすることになります。

一方、Ｂさんは骨導聴力を見ると、Ａさんよりも小さな音で聞こえています。４０００ヘルツは35デシベルのため感音聴力も少しありますが、伝音難聴が主体の混合難聴です。伝音難聴は処置や手術で改善できる可能性があるので、さらにくわしく検査を進めることになります。

図9　オージオグラムの読み解き方

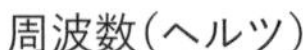

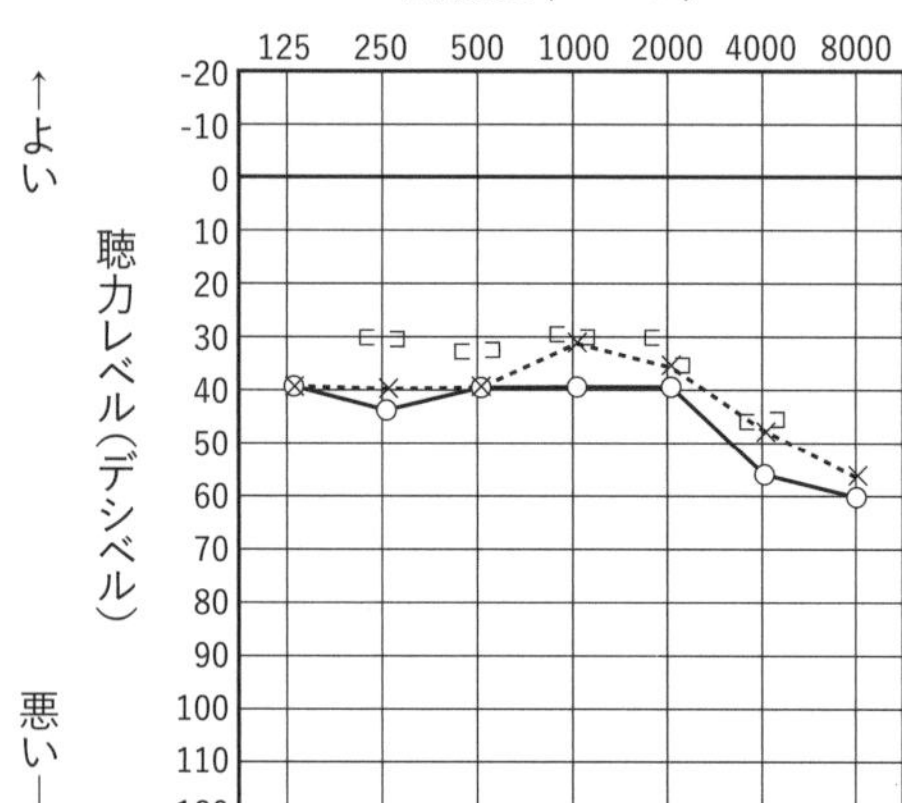

○=右気導閾値
×=左気導閾値
⊏=右骨導閾値
⊐=左骨導閾値

Aさん(感音難聴)のオージオグラム

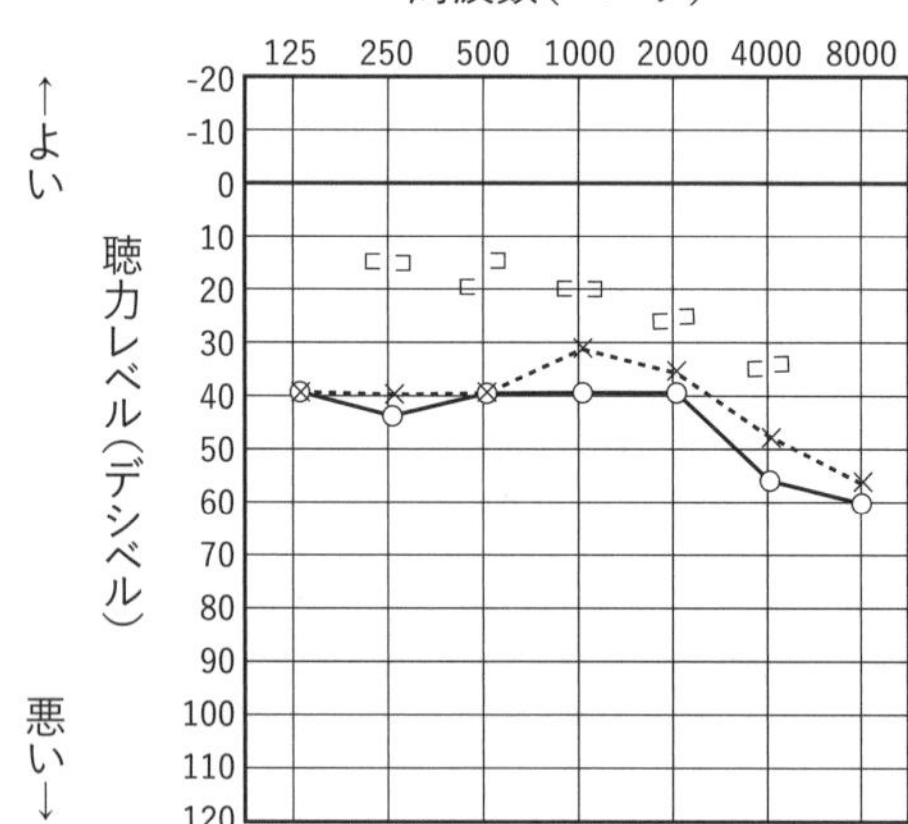

Bさん(混合難聴)のオージオグラム

難聴をオージオグラムのパターンから分類することもできます。

主には水平型、高音障害型、低音障害型、谷型、山型の5型で、高音障害型は人数が多いため、高音急墜（きゅうつい）型、高音漸傾（ぜんけい）型とさらに分けることもあります（次ページ図10）。それぞれ次のような特徴があります。

・水平型＝加齢性難聴で見られる。補聴器の効果が出やすい

・高音急墜型＝結核（けっかく）の治療薬であるストレプトマイシンの副作用による難聴に多い

・高音漸傾型＝加齢性難聴に多い

・低音障害型＝メニエール病や中耳炎に多い

・谷型＝頻度（ひんど）は少なく、遺伝的背景のある場合が多い

・山型＝低音障害型と高音障害型を起こすような疾患（しっかん）が重なった場合に多い

ちなみに、工事現場などの大きな音を長時間聞きつづけることによって起こる騒音性難聴（１３３ページ～参照）の初期では、４０００ヘルツ近辺のみの聴力が低下するため、谷型や高音障害型とはまた別の分類になります。

また、さまざまな遺伝性の難聴でも、それぞれに特徴的なオージオグラムの形を示すこ

図10　オージオグラムからわかる難聴パターン

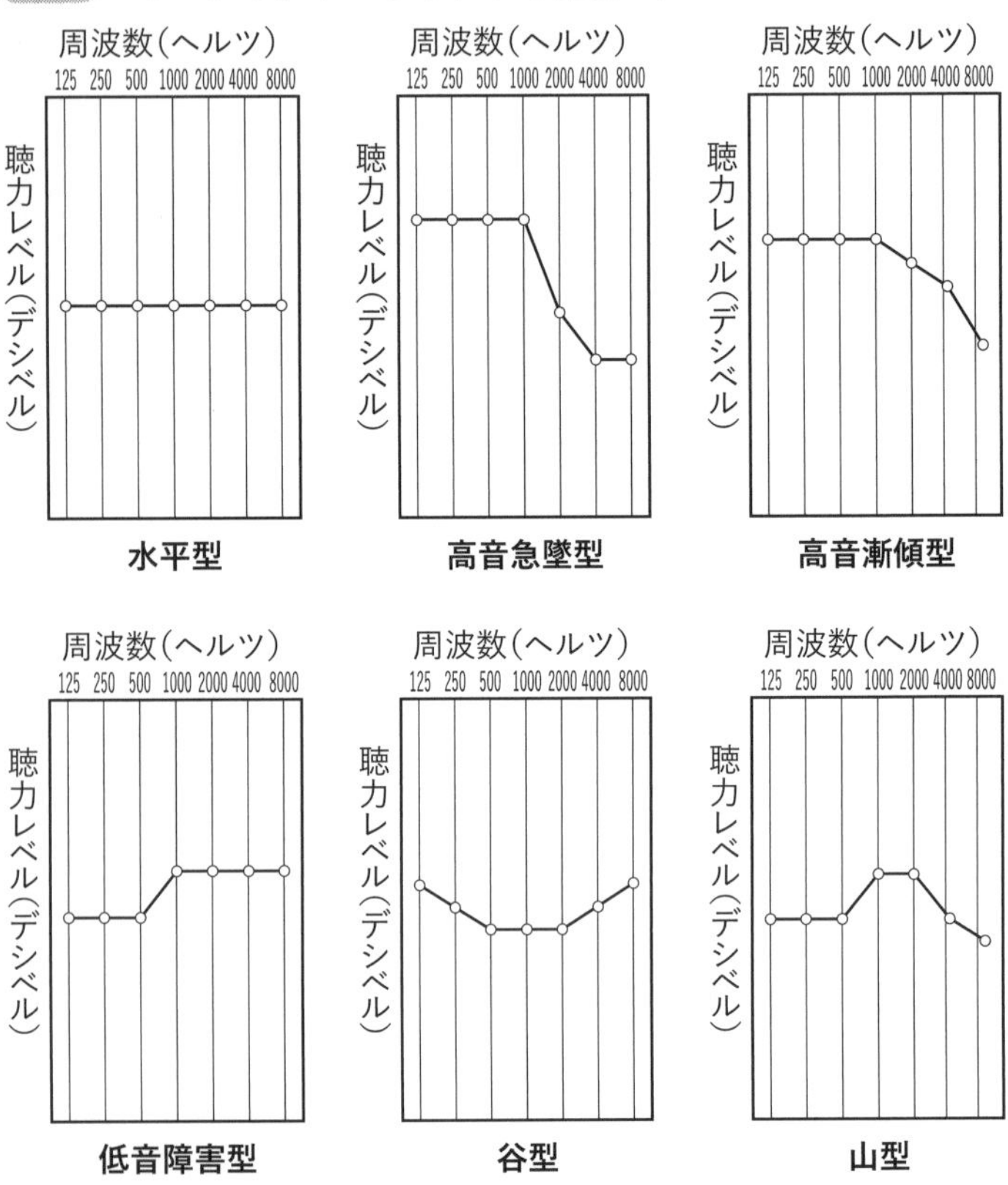

- **水平型**＝加齢性難聴で見られる
- **高音急墜型**＝結核薬ストレプトマイシンの副作用による難聴に多い
- **高音漸傾型**＝加齢性難聴に多い
- **低音障害型**＝メニエール病や中耳炎に多い
- **谷型**＝遺伝的背景のある場合が多い。頻度は少ない
- **山型**＝低音障害型と高音障害型を起こす疾患が重複した場合に多い

とがわかっています。

✿音を大きくしても聞き取れなくなる？

「音は聞こえるけど、言葉が聞き取れません」

重度の難聴の患者さんや、70歳以上の患者さんからよく聞くセリフです。

言葉を聞き取るには、音を聞くための音量からさらに上げることになります。重度難聴の方では、補聴器でそこまで音量を上げられないのです。

一方、**70代、80代になってくると、補聴器で音量をしっかり入れることができても、言葉が聞き取れない方が増えてきます。**

純音聴力検査と同様に重要な聴力検査はもう一つあり、それが先に少し触れた語音聴力検査です。補聴器を考えるときには必ずおこなっておくべき検査になります。

「ア」「サ」などの日本語の音韻を数十個ずつ、スピーカーからさまざまな音量で（その人の聴力に合わせて）流し、どれぐらいの大きさの音で、どれぐらい正しく聞き取れたか、という正答率で表します。

図11　語音弁別能がわかる語音聴力検査

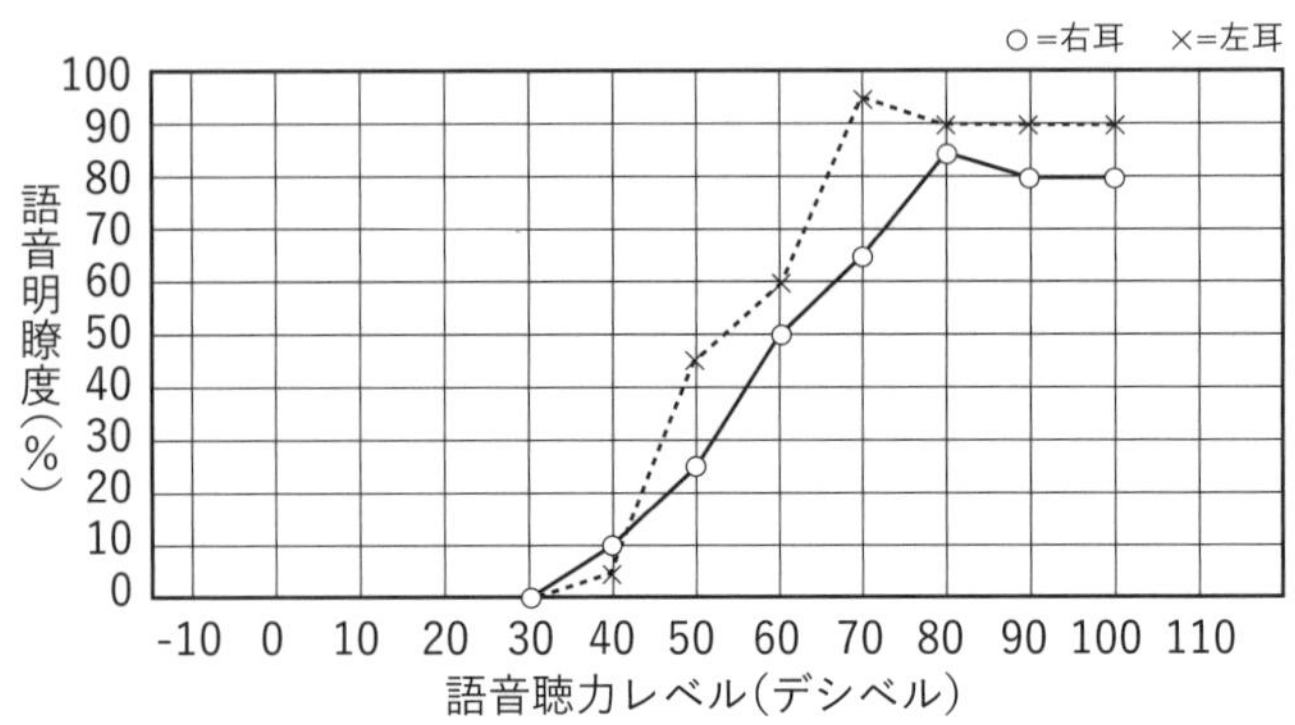

Cさんの語音弁別能は右耳（80デシベル時）＝85％、
左耳（70デシベル時）＝95％と、左耳のほうが小さい音でよく聞き取れた

通常は、音が大きくなるほど正答率（語音明瞭度）は上がっていき、純音聴力検査の平均聴力＋20～30デシベルあたりで正答率が最高になることが多いです。その最高の正答率を語音弁別能（べんべつのう）と呼びます。

図11に語音聴力検査の結果例を示します。横軸が音の大きさ（デシベル）、縦軸が正答率（パーセント）です。

この例では右耳の語音弁別能が80デシベルで得られた85パーセント、左耳の語音弁別能が70デシベルで得られた95パーセントとなり、左耳のほうが聞こえも聞き取りもよいことがわかります。

私が非常勤で勤める国立長寿医療研究セン

ターの補聴器外来で、診察した患者さん約３００名の語音弁別能の平均値を、年代別に調べたことがあります。

難聴のない人は、40デシベルでほぼ１００パーセントに達します。

しかし、難聴があって耳鼻咽喉科を受診する方たちの場合、どんなに音を大きくしても語音弁別能は60代で80パーセント、70代で75パーセント、80代では60パーセント、90代では45パーセントと、年齢が上がるにつれて低下していました。

難聴のある人でも、中耳炎（ちゅうじえん）などが原因の伝音難聴では、弁別能70パーセント以上が保たれます。しかし、**内有毛細胞よりも奥の障害が強くなると、いくら音量を大きくしても正答率が上がらなくなり、語音弁別能が50パーセント以下となってしまう**ことがあります。

加齢性難聴は外有毛細胞のおとろえからはじまりますが、しだいに内有毛細胞や中枢聴覚路も機能が低下していきます。まれにですが、外有毛細胞よりも内有毛細胞や聴神経のおとろえのほうがきつい人もいます。

一般に、**補聴器は弁別能70パーセント以上で効果が高く、50パーセント以下では効果に限界がある**といわれています。弁別能が50パーセント以下の場合は、純音聴力検査の結果にかかわらず、聴覚障害となります。

弁別能が低い人ほど「音は聞こえても会話が聞き取れない」ことを強く感じるので、補聴器を装用しても効果が得られにくく欲求不満が高まります。

しかし弁別能が低くても、難聴が高度なら、やはり補聴器をつけたほうがいいでしょう。聞き取りは充分とはいえないものの、電話やチャイムの音に気づけますし、コミュニケーションにもある程度は役立ちます。

また、脳に音を入れることは認知症予防にとっても大切ではないかといわれています。補聴器をつけても弁別能が50パーセント以下の場合は、後述する人工内耳(じんこうないじ)を検討する場合があります。

✿聴覚情報処理障害（ＡＰＤ）とは

難聴がまったくないにもかかわらず「聞き取りにくさ」を感じる人がいます。

私自身、５人以上で話すのは学生時代から苦手でした。向かいと両隣の人の話は聞き取れますが、それ以上離れているとちんぷんかんぷんになってしまうのです。

しかし、もっと大勢でも話を聞き取って会話できる人もいるので、なぜだろうと思っていました。

以前から、脳梗塞（のうこうそく）などによる中枢性の聴覚障害の存在は知られていました。たとえば、聴覚失認（しっにん）という病態があります。脳の聴覚情報処理に関わる部位の梗塞、出血、腫瘍（しゅよう）などが原因で、聞こえているはずなのに「聞こえる」ということが認識できなかったり、音が聞こえるということはわかっても何の音なのか、誰が何をいっているのか、といったことが認識できなかったりする状態です。

症状はさまざまですが、**耳は正常でも「聞こえない」「聞き取れない」という状態**を指します。

近年、脳に明らかな損傷がなく、聴覚失認というほどでなくても、聴覚情報の処理がスムーズでないために、人間関係や学習にも支障をきたすような聞き取りにくさを「聴覚情報処理障害（ＡＰＤ）」と呼ぶようになりました。

「自閉症スペクトラム障害（ＡＳＤ）」や「注意欠陥・多動性障害（ＡＤＨＤ）」で多く見られます。

音声などの音の情報は、脳などの中枢でどのように処理されているのでしょうか。

脳ではまず、左右の耳から入った音情報を統合して、音の方向、その音がどこからやってくるのかを認知します。また、統合してより聞き取りやすいように、情報を補い合います。

統合するばかりではなく、電話するときなどは片方の耳からの音情報に集中できるように、音情報を分離する力も必要です。ちなみに、片耳難聴の人はうるさいところでも電話をするのは得意です。電話の側の音だけに集中できるからです。

また、雑音で不鮮明な部分を自動的に補います。音の長さや音と音のあいだのギャップ（隙間（すきま））、音の高さや大きさ、それらの変化の検出など、じつにさまざまな音の情報の処理がおこなわれているのです。

たとえば、ギャップ検出検査というものがあります。音と音のあいだの途切れがどれぐらい長ければ検出できるか、という検査になります。正常では5〜10ミリ秒程度とされています。

また、どれぐらい音の大きさや高さが変化したらその変化に気づけるか、という検査もあります。この検査では音楽家のほうがそれ以外の人よりも鋭敏な結果を出します。

ほかにも、左右の耳から断片的な音声を交互に聞かせて、どれぐらい聞き取れるかを調べる両耳交互聴検査、音がする方向を同定できるかどうかを調べる音源定位検査など、ＡＰＤを評価するためのさまざまな検査が開発されています。

いずれにしても、これらの聴覚情報処理の障害で問題となるのは、雑音下での会話音の聞き取りです。

ＡＰＤを専門に研究している一部の施設を除いては、聴力が正常でも聞き取りにくい場合には、語音聴力検査や雑音負荷時の語音聴力検査でこれらの検査の代わりとしています。

残念ながら、このような聴覚情報処理の能力も、60代以降では年齢とともにおとろえていくようです。

第2章

補聴器で難聴のリハビリ治療をする

✿補聴器は難聴のリハビリ治療

難聴の治療には二つの方法があります。一つめは補聴器などの装具を使って難聴を補う方法、二つめは内耳(ないじ)再生など、耳そのものを治す方法です。

治療というと二つめの耳そのものを治す方法だけをイメージする人が多いかもしれません。装具を使って難聴を補う方法は、正確にはリハビリといえます。

通常の治療は特定の病気に対しておこないますが、リハビリは「病気」ではなく「手が動かない」「耳が聞こえない」といった「機能」に対して、その回復を目指しておこなわれるところが異なります。

とはいえ、**リハビリは、それをくり返すうちに動かなかった手が少し動くようになったなど、治療に結びつきます。**そのため、治療の一環としてとらえられているのです。

難聴においても、人工内耳を使えばまったく聞こえない状態から普通の会話ができるぐらい聞こえるようになりますし、補聴器を使っていくことで聞き取る力が改善することもあります。ですから、**補聴器は難聴に対するリハビリ治療**なのです。

20世紀後半から補聴器などの装具を使って難聴を補う方法には劇的な進歩がありました。また、内耳再生についての研究も少しずつですが、進んでいます。

まず、補聴器について見てみましょう。

補聴器とはマイクロホン、増幅器、スピーカーおよび電源からなる電気的に音を大きくする機器のことです。後述するように、いまは医療機器として分類されています。

補聴器が登場したのは１８９０年代で、電話の発明に次いで開発されました。当時は卓上型の大きなものでしたが、真空管の発明で小型化できるようになります。１９２０年代に入ると、持ち運び可能な弁当箱サイズの補聴器が生まれました。

そして１９４０年代にトランジスタが開発されると、さらに小型の耳かけ型や耳あな型の補聴器が販売されるようになりました。１９９０年以降はデジタル技術の進歩により、急速に補聴器の多様化、高性能化が進んでいます。

21世紀に入ってからは、ディープラーニング（深層学習）というコンピュータがビッグデータから学ぶ方法が発明され、人工知能、つまりＡＩの時代が到来しました。

視覚データ処理は以前から聴覚のだいぶ先を進んでおり、書いた文字を正しく認識することや人らしき顔を見分けることは20世紀のうちから可能でした。最近では、筆記体やくずし字もかなりの精度で読み取り、個人の顔にいたっては9割以上を見分けることができます。コンピュータが平均的な人間の能力をも上回るようになったのです。

一方、聴覚データについては苦戦がつづいていましたが、２０１９年にはディープラーニングによって同時に5ヵ国語で話しかけられてもそれぞれ「聞き分けられる」ＡＩが登場しました。グーグルアシスタントやアイフォーンのシリ（Siri）といった音声アシスタントに話しかけたことがある方は、音声認識の性能向上を実感されているのではないでしょうか。

補聴器でもＡＩ搭載の機種が開発されています。毎年新しい補聴器が各メーカーから発売されており、耳科医の立場から見ても5年ぐらいたつと同じ価格でも明らかに性能がよくなることを実感しています。

補聴器がもっとも有効なのは、末梢（まっしょう）のほうが原因で難聴が起きている方です。つまり、**外耳（がいじ）・中耳（ちゅうじ）が原因で難聴になっているケースは補聴器による効果がもっとも高い**のです。

内耳の障害が高度なケースは補聴器の効果には限界があり、聴神経や脳の障害が強い場合は、現在の補聴器技術をもってしても、聞き取りには役立たないこともあります。

✿人工内耳──手術が必要だが90代でも可能

内耳の障害が高度な方では近年、人工内耳挿入術で聴力を補うことができるようになりました。具体的には、純音聴力検査で平均聴力が90デシベルで、補聴器の効果がないと人工内耳を考えます。

２０１７年には手術の基準が拡大され、適切に補聴器を装用しても弁別能が50パーセント以下で平均聴力が70デシベル以上でも手術が受けられるようになりました。

人工内耳は１９５０年代から開発がはじまり、日本では１９８５年に初めての挿入術がおこなわれました。現在は世界中で25万人以上の装用者がおり、６割が大人、４割が子どもです。

補聴器のような体外装置で音を集め、耳の後ろに埋め込んだインプラントから、蝸牛(かぎゅう)に挿入した電極に電気信号として伝えることで、人工的に内耳の働きを補い聴神経を刺激するしくみです。

人工内耳も、デジタル技術の進歩で音がどんどんよくなっています。手術の安全性も高く、手術を受けるための基準を満たしていれば年齢制限はありません。患者さんの高齢化が進んでおり、90歳以上で手術を受け、１００歳を超えてなお元気、という話も聞きます。

かつては人工内耳が挿入されているとＭＲＩ検査が受けられず、ほかの病気になったときに精密検査ができないという難点がありましたが、いまではＭＲＩ検査をしても問題のない人工内耳も開発されました。

また、低音部の聴力はある程度残っていても高音部の難聴が重度で、補聴器では言葉を聞き取れない人に対して、２０１４年から新たに残存聴力活用型人工内耳が保険医療として挿入できるようになりました。

両耳へ挿入する人も増えており、これからも人数が増えると予想されています。

人工内耳は手術が必要で、体内に機器が埋め込まれるという点と、リハビリがしばらく必要という点が問題となります。内有毛（ないゆうもう）細胞ではなく人工内耳の電極からの刺激で音を感じるようになるため、聴覚野（ちょうかくや）でその刺激を言葉として認識できるようになるためには、音を覚え直すという作業が必要になるのです。

挿入術を受けてから初めて人工内耳のスイッチをオンにしたときは、男とも女とも区別のつかないロボットのような声でまったく不明瞭な音が聞こえてくるにもかかわらず、自分の名前や「こんにちは」など慣れ親しんだ言葉はなんとなく聞き取れる感じがするようです。そこからはじめて、早い人では1ヵ月、長い人では1年以上かけてしっかり聞き取れるようになっていきます。

ほかにも、外耳や中耳の病気で普通の補聴器の使用がむずかしい人に対する埋め込み型骨導（こつどう）補聴器というものがあり、２０１３年から保険適用となっています。内耳より中枢（ちゅうすう）である聴神経の障害があっても音が聞こえるようになる聴性脳幹（のうかん）インプラントという技術もありますが、こちらはまだ保険適用にはなっていません。

20世紀後半以降の技術革新は、このように人工聴器という分野においてもめざましく、いまから50年後にどのような進歩をとげているか予想もつきません。

✿補聴器のタイプとおすすめの人

補聴器の種類と機能について、もう少しくわしく見てみましょう。

補聴器には気導型と骨導型の2タイプがありますが、ほとんどの補聴器は気導型です。

【補聴器の2タイプ】

・気導型補聴器
・骨導型補聴器

骨導型の補聴器（図12）は中耳炎がひどい、耳の奇形がある、などなんらかの理由で耳栓を耳あなに挿入することができない人が使います。

骨導型の補聴器では、耳栓の代わりに振動子というものを耳の後ろへ当てて音を伝えます。メガネ型やヘッドバンド型（カチューシャ型）といった形状のものがあります。

骨導型補聴器は、鼓膜ではなく骨の振動を通じて直接内耳に音を伝えるため、自分の声の反響は抑えられます。一方、音の増幅のためのエネルギーが気導型より多く必要なので機器が大きくなり、電池の消耗も早いという欠点があります。

また、骨導型は振動させる部分に密着させなければいけないので、長時間使用すると痛みが出やすくなります。高度の難聴では皮膚に損傷が出るおそれもあるため、中等度まで

図12　骨導型補聴器

メガネ型

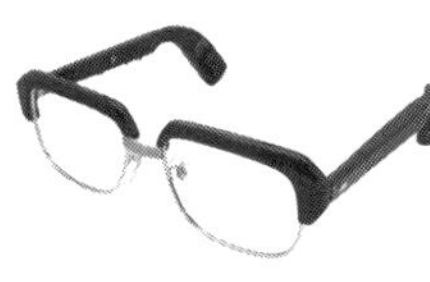

※写真提供：リオネット補聴器

長所
- 自分の声が反響しにくい
- 耳栓が不向きな人でも使える

短所
- 機器が大きく、電池の消耗も早い
- 長時間使用すると皮膚を傷めやすい

の難聴にしか対応できません。

軟骨伝導補聴器というものも、２０１７年から日本で発売されています。ちょうど気導と骨導の中間のようなタイプとなります。

気導型補聴器は耳栓で耳あなをふさぐタイプの補聴器で、形状で分けると、耳あな型、耳かけ型、ポケット型と３種類あります。それぞれの長所と短所を71ページの図13に示します。

ポケット型は安価で扱いやすいため、補聴器に慣れていない人でも簡単に使えます。活動度が低く介護が必要な人には適しているといえるでしょう。

また、本体サイズが大きいため、失くしものをしやすい人にも向いています。

騒がしいところで話を聞きたい場合には、マイクを相手に持ってもらって話してもらうこともできます。

反対に、耳あな型は、耳が詰まった感じさえ気にならなければ、アクティブな人に適しています。

耳あな型は、基本的に耳の型を取ってオーダーメイドでつくります。そのため、右耳用につくった補聴器を左耳用へ替えたり、誰かが使っていた補聴器をほかの人が使いまわしたりすることはできません。

また、急激な体重変化があると耳のあなの大きさも変わるので、型が合わなくなり、つくり直しが必要になることもあります。

耳かけ型は、本体部分と耳栓部分との組み合わせでできています。耳栓部分を交換すれば、左耳・右耳のどちらにも使え、汎用(はんよう)性が高いといえます。

新しい補聴器技術が開発されるとまず耳かけ型に搭載(とうさい)されますし、機能・価格ともにバリエーションも豊富です。

ただ、メガネとマスクと補聴器を三つ同時につけようと思うと、かなりうっとうしいことになります。

図13 気導型補聴器の３タイプ

耳あな型

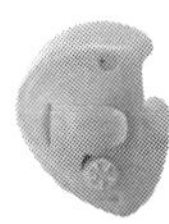

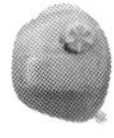

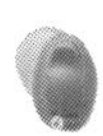

上から大・中・小サイズ

長所

- 目立たない
- 装着が簡単
- 耳介の集音効果を利用できる
- 運動に適している
- 電話が使いやすい
- 風切音が少ない

短所

- 電池持ちが悪い
- 操作が細かい
- 耳詰まり感が強い
- 耳あかで詰まりやすい
- 高価
- 左右の変更ができない
- ハウリングしやすい

耳かけ型

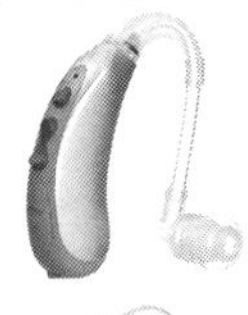

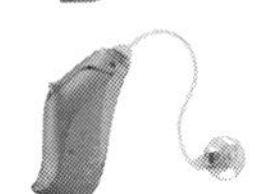

上から大・小サイズ

長所

- 種類が豊富
- 耳あな型とポケット型の長所をあわせ持つ

短所

- メガネやマスクの邪魔になる

ポケット型

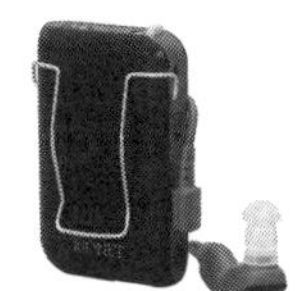

長所

- 使用方法や手入れが簡単
- 市販の乾電池を使用
- 安価
- ハウリングしにくい
- 故障しにくい
- 音源にマイクを近づけることが可能

短所

- サイズが大きい
- バリエーションが少ない
- イヤホンコードがわずらわしい

※写真提供：リオネット補聴器

✿サイズではなく、聴力レベル・機能で選ぶ

デジタル補聴器は1990年代から市場に登場し、現在ではポケット型の一部にアナログ補聴器を見るのみで、ほとんどがデジタル補聴器になりました。

アナログ補聴器が主流の時代、耳かけ型補聴器はサイズが大きく、サイズの小さな耳あな型の人気が高かったようです。いまは、耳かけ型でもわからないぐらい小型化されており、耳かけ型の人気が高まっています。

小型化されただけでなく、音のさまざまな処理が可能になったため、性能も飛躍的に向上し、軽度難聴の人でも気軽につけられる補聴器が登場してきました。最近では、騒音下での聞き取りを比べたところ、難聴のない人よりも補聴器をつけた難聴の人のほうがよかったという報告さえ見られます。

一口に耳あな型、耳かけ型といっても、写真（図14）のように、さまざまなサイズがあります。耳あな型も耳かけ型も、**大きいほど出力できるパワーが強くなります。**

サイズから選ぶのではなく、自分の聴力に合った出力をもつ補聴器を使ったほうがいい

図14 補聴器のサイズと装着写真

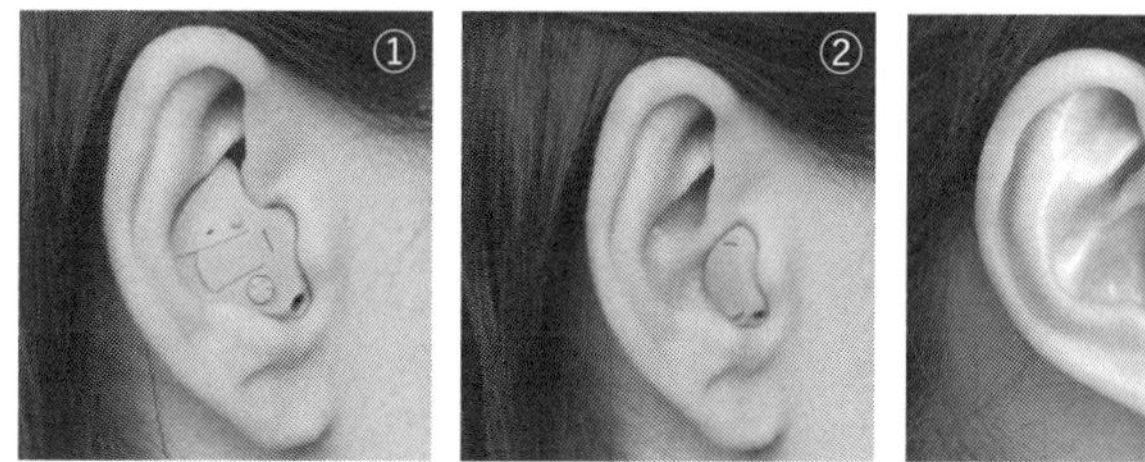

耳あな型をつけた写真。左から大・中・小サイズ

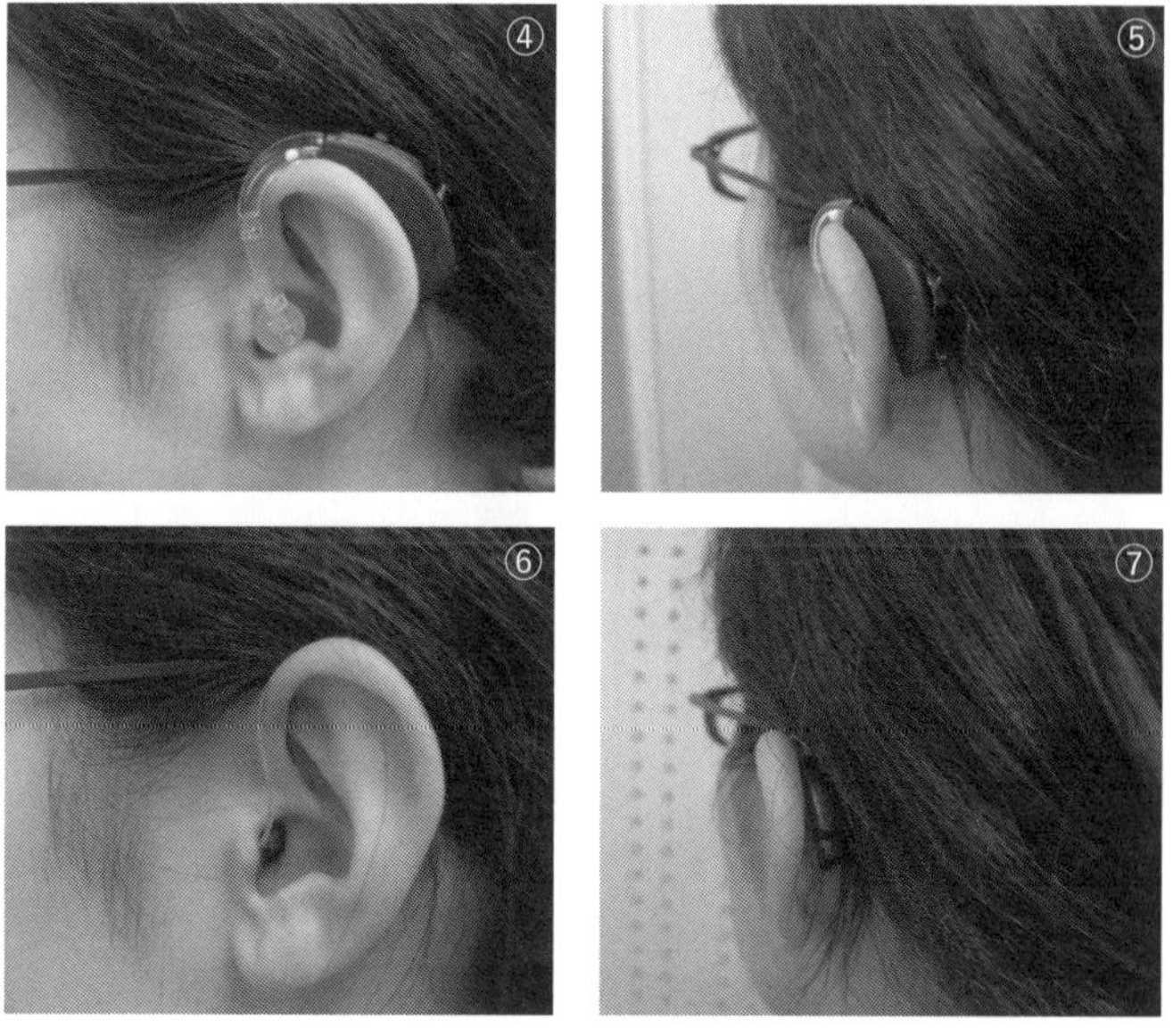

耳かけ型をつけた写真。上2つは大サイズ、下2つは小サイズ

※写真提供：①②=オーティコン補聴器、③〜⑦=理研産業補聴器センター

のです。

サイズの小さい（＝出力の弱い）ものを購入したために、その後聴力が低下すると買い替えることになる、というケースがよくあるので注意してください。

補聴器メーカーはそれぞれ独自の音声処理のアルゴリズムを開発しており、同じメーカーでも機種によって音の感じが異なることもあります。

音声を聞き取りやすくするために工夫された機能としては、音声認識、指向性、騒音抑制、周波数変換の４つが基本です。それぞれ次のような機能です。

- **音声認識＝会話音を認識して聞き取りやすく増幅する機能**
- **指向性＝特定の方向からの音を聞きやすくする機能**
- **騒音抑制＝会話音の背景にあるノイズ音や突発的な強大音を認識して抑える機能**
- **周波数変換＝高音域の音をより聞きやすい低音域に変換する機能**

音声処理以外にも、スマートフォンとの連動、インターネット接続を通して、音楽を聞く・電話をする・同時通訳をするなど、補聴器を超えた機能を搭載したものも販売されています。

しかしながら、**そうした機能もきちんと知識を持った者がフォローしながら使っていかなければ、宝の持ちぐされとなるおそれ**があります。

また、補聴器は一般の電化製品と同様、メーカー保証は1年のことが多く、５年以上たって故障した場合は部品の在庫がないため修理がむずかしいといわれてしまうこともしばしばです。

✿まだまだ知られていない補聴器と集音器の違い

進化をとげている補聴器ではありますが、難聴があって補聴器を持っている人は日本では約14パーセントにすぎません。欧米では約３割と倍なのに、です。

いちばんの問題は補聴器購入の補助が欧米よりも厳しいこと、また、補聴器の販売経路の問題も挙げられています。

そもそも**日本では補聴器と集音器が一緒くたになって販売されていた**過去があります。

２００５年に改正された薬機法（医薬品医療機器等法）によって、補聴器は管理医療機器（クラスⅡ）に分類されました。つまり、**補聴器は医療機器**なのです。そして医療機器であるため、補聴器の製造・販売・修理に関しては、管理者に一定の資格が求められるようになりました。

一方、集音器は音声を拡大増幅する装置ではありますが、医療機器ではないため、製造・販売に資格はいりません。誰でも製造したり販売したりすることができるので、さまざまなメーカーの安価なものが、通販や家電量販店などで売られています。

過去に混同して販売されてきたため、いまでも補聴器と集音器を混同している人は多いようです。

しかし、**たとえば前項で見たように、補聴器では耳に有害なほど大きな音は出ないよう抑制する機能がありますが、集音器ではそうではなく下手な使い方をすると耳を傷（いた）める**可能性があります。

ほかにも、補聴器には耐久性についても一定の基準が要求されます。

✿耳に合わせるため補聴器には調整が必要

補聴器を調整する者の技能も、補聴器そのものと同等に重要といえます。

補聴器は、メガネのように買ってきてすぐに使えるわけではありません。第1章でも述べたように、装用者の聴力レベルや聞こえにくい音域などに合わせて時間をかけて**調整をおこない、「自分に合った」補聴器にしていく**のです。

また、**補聴器の調整は機械的な面ばかりではありません。**補聴器の性能以外で重要な部分もいろいろあります。

たとえば、耳栓の形。くわしくは後述しますが、耳栓の挿入のしかた次第で、聞こえ方はかなり変わります。よく見かけるのは、補聴器の音の調整自体は合っているのですが、**耳栓が軽度難聴者用の耳栓になっていて、調整どおりに鼓膜まで音が伝わらずに耳から漏れ出てしまっている**パターンです。

同様に、いくら調整が合っていても、補聴器の音を出す部分（音孔（おんこう））に耳あかが詰まっていればなんの意味もなくなります。

使用している補聴器の調子が悪いと訴えて、専門の**補聴器外来を受診した患者さんの半数弱は調整の不備だった**という報告もあります。

こうしたことがあるため、補聴器調整者の技能はとても重要なのです。

ときおり、通販で販売されている補聴器の広告を見かけます。補聴器ではあるものの、売りっぱなしで購入後の調整態勢がないものは避けたほうがよいでしょう。

✿補聴器はどうやって選んだらいいか？

欧米では「オージオロジスト」という聴覚専門の国家資格があり、補聴器の販売や調整は基本的にオージオロジストがおこなっています。

日本では「公益財団法人テクノエイド協会」が聴覚や補聴器について講習などをおこない、試験に合格した者を認定する「認定補聴器技能者制度」を整備しています。国家資格ではなく、法的な整備もされていませんが、認定補聴器技能者の総数は令和元年度の試験を終えて５０００名を超えています。

認定補聴器技能者のいる補聴器販売店を「認定補聴器専門店」として、テクノエイド協

会が認定しています。２０２０年7月の時点でテクノエイド協会のホームページ（http://www.techno-aids.or.jp/shop/search.php）より確認できる認定補聴器専門店の店舗数は８７７店でした。補聴器販売店約７０００〜８０００店の１割程度という現状です。地域別の内訳を見てみます。

【地域別の認定補聴器専門店】（２０２０年7月現在：総数８７７店）

・北海道――41店　・近畿地方――１６２店
・東北地方――58店　・中国地方――62店
・関東地方――２３０店　・四国地方――32店
・中部地方――２１７店　・九州地方――75店

北海道や東北地方、四国地方など**高齢化率の高い県がある地方のほうが店舗数は少ない**という現状があり、今後の課題です。

一方、日本耳鼻咽喉科学会では「**補聴器相談医**」という制度を設けており、日々進歩をつづける**補聴器について一定のカリキュラムの実技・講習をうけた医師が認定**されています。６年ごとに更新が必要で、４０００名以上の登録がされています。耳鼻咽喉科専門医は全国に約8500名いるので、ほぼ半数は補聴器相談医といえます。

補聴器相談医は認定補聴器技能者と連携をとりながら、難聴の患者さんに適した補聴器の処方を指示します。各都道府県には補聴器キーパーソンという補聴器相談医の代表者もいて、補聴器の問題について中心的役割をになっています。

たとえば医学的に問題のあるような補聴器使用事例の収集や、日々進歩する補聴器の技術についての勉強会の開催などもおこないます。

メガネよりも機能が複雑で、まだ進化途上にある補聴器は、購入時の調整ひとつとっても専門技能が要求されるので、きちんと選ぶ必要があります。

補聴器を考えたら、まずは補聴器相談医を受診するところからスタートしましょう。日本耳鼻咽喉科学会のホームページから最寄りの補聴器相談医を探すことができます。

「補聴器リハビリ」で耳も脳も鍛える

耳から入力された音の情報は複雑な処理をされて、最終的に会話の聞き取り、理解へとつながります。初めて補聴器をつけたときは、音が大きく不愉快に感じることが多いですが、頑張って常時装用するうちに、たいてい慣れていきます。

そのため、補聴器を使う人には**聴覚リハビリテーション、「補聴器リハビリ」をおこなっていくという意識が重要**といわれています。

くり返しになりますが、補聴器はメガネのようにつけたその日から効果がすぐにあらわれるわけではありません。補聴器の調整とリハビリには数ヵ月かかります。このことがあまり知られておらず、多くの方が「つけたその日からすぐ聞こえるようになる」と勘違いしているようです。

使いはじめは、なんといっても「補聴器をつけること」にまず慣れる必要があります。初めの数日は、耳栓を入れた状態で一日過ごすのも気になるものです。

また、難聴で聞こえが悪いままこれまで過ごしてきた期間は、脳に音の刺激があまり届いていません。補聴器のリハビリ治療とは、音の少ない低刺激状態に慣れてしまっている脳に再び刺激を与えるということです。

そのため、**補聴器の音量は第１章で述べた事例のように、段階的に上げていきます。**

何年にもわたり少しずつ落ちた聴力を一気に取り戻そうと最初からフル音量に設定すると、音が大きく響いてしまい、１時間もつけていられないことがほとんどです。うるさいけれど、がまんして一日中つけていられる程度の音量からはじめます。

脳はしだいに補聴器を通じて聞く音に慣れていきます。そうするとつけはじめのときよりもうるささを感じにくくなり、補聴器の音量を強めることができます。

1～2週間ごとに少しずつ音量を強めていき、数ヵ月かけて目標とする音量で補聴器が装用できるようにします。

ただ残念ながら、この間に面倒くさくなってあきらめてしまう人は少なくありません。

栃木県にある済生会宇都宮病院耳鼻咽喉科で精力的な補聴器外来をおこなっている新田清一医師は、効果的な補聴器導入方法を提案しています。ポイントは次のようなことです。

①目標とする音量レベルの70パーセント程度から、基本的に両耳へ装用開始する

②できれば週1回程度の頻回調整を3ヵ月かけておこないながら、少しずつ補聴器の音量を上げていく

③補聴器装用開始の初日から、起床から就寝まで常用する

④補聴器によるリハビリについて理解する
⑤３ヵ月後に補聴器の音量が合っているかを検査で確認する
⑥適合（補聴器の音量が合っていること）後も聴力の変化がないか、耳あか詰まりなどで補聴器の出力低下がないか、３ヵ月に一度のフォローをつづける

補聴器を装用しつづけると、語音弁別能（言葉を聞き取る力）が装用前より改善することも期待できます。そこで、海外では語音認識を効率よく改善するためのトレーニングプログラムがさまざまに考案されています。

補聴器をつけながら言葉の聞き取りを訓練する様子は、外国語学習によく似ているといえるでしょう。**いちばん重要なのは、自分のレベルに合った無理のない方法で、毎日一定の量の聞き取りをくり返すこと**です。

トレーニングプログラムのメリットは、一定のノルマが課せられ、テストなどもおこなわれるため、モチベーションを継続しやすい点でしょう。しかしながら、**日本語のトレーニングプログラムはほとんど開発されていない**のが現状です。

また、一人暮らしの高齢者をはじめとして、日常生活の中で会話を聞く、という機会が

驚くほど少ない人もいます。

そこで、私は補聴器をつけた状態で、次のトレーニングをおすすめしています。

【補聴器をつけての聴覚トレーニング】

①テレビのニュースの字幕あり、なしでの聞き取り

②新聞・ネット記事の音読

③音読CDやスマホのテキスト読み上げ機能などを利用した音声の聞き取り

これらは耳だけでなく脳全体のトレーニング、いわゆる脳トレにもつながるものです。

自分に合った補聴器を毎日つけている方は弁別能がアップして、補聴器をつけると、補聴器なしのときより、より小さい音でしっかり聞き取れることもあります。

つまり、**補聴器をつけて聞いたほうが、聞こえも聞き取りもよくなる**のです。

「補聴器リハビリ」で耳も脳も鍛えられれば、一石二鳥ではないでしょうか。

✿たかが耳栓されど耳栓

補聴器では耳に入れる耳栓の種類、つけ方もかなり大事です。

耳の穴をふさぐと自分の声がこもって聞こえますが、自分の声は体内で響いており、口から発せられるだけでなく、外耳道から外へ抜けていっているのです。

声を出しているときには、のど全体が一つの管となって共鳴しています。管楽器では管の中で音が共鳴して音色が形づくられますが、人間でも咽頭腔、口腔、鼻腔といった中空の構造の中で、さまざまに音を共鳴させることでさまざまな声を発しています（111ページ図18参照）。体が楽器のようになっているわけです。

耳管の出口はちょうど鼻腔と咽頭腔の境目に位置し、耳は耳管を通じてこれらの腔とつながっています。鼻腔や咽頭腔で共鳴した音は、耳管を介して、また頭蓋骨の振動を介して、中耳、内耳にも直接伝わります。

そのため、ふだんは外耳から入った音が中耳、内耳へと伝わって音を聞いているのですが、**自分の声にかぎっては、中耳、内耳に響いている自分の声が逆に外耳へと広がってい**

ます。

自分の声は楽器の内部で楽器の音を聞いているようなもので、最終的に体から出た音を聞いているわけではありません。だから、録音された自分の声は、いつも聞いている自分の声とは違って聞こえるのです。

耳栓をすると自分の声がこもる現象を「自声強聴」といいます。補聴器初心者ではかなり気になる現象です。

自分の声は外耳道から抜けていくため、外耳道を耳栓でブロックしてしまうと、その分、自分の声がこもって聞こえます。

試しに、耳を指でふさいでしゃべってみてください。聴力に左右差がなければ、片側だけをふさいだ場合、自分の声はふさいだ側で少し大きくこもった感じになります。両耳ともふさいだ場合は、頭全体に自分の声が響くでしょう。それが自声強聴です。

通常、**難聴が軽いほど、また耳栓がきついほど、自声強聴は強くなります。**

耳栓をゆるくすればするほど自声強聴は弱くなるので、あなの開いた耳栓やスリットの入った耳栓、薄い耳栓がつくられています。オープンドーム型、チューリップ型、ドーム

図15　補聴器の耳栓タイプとつけ心地

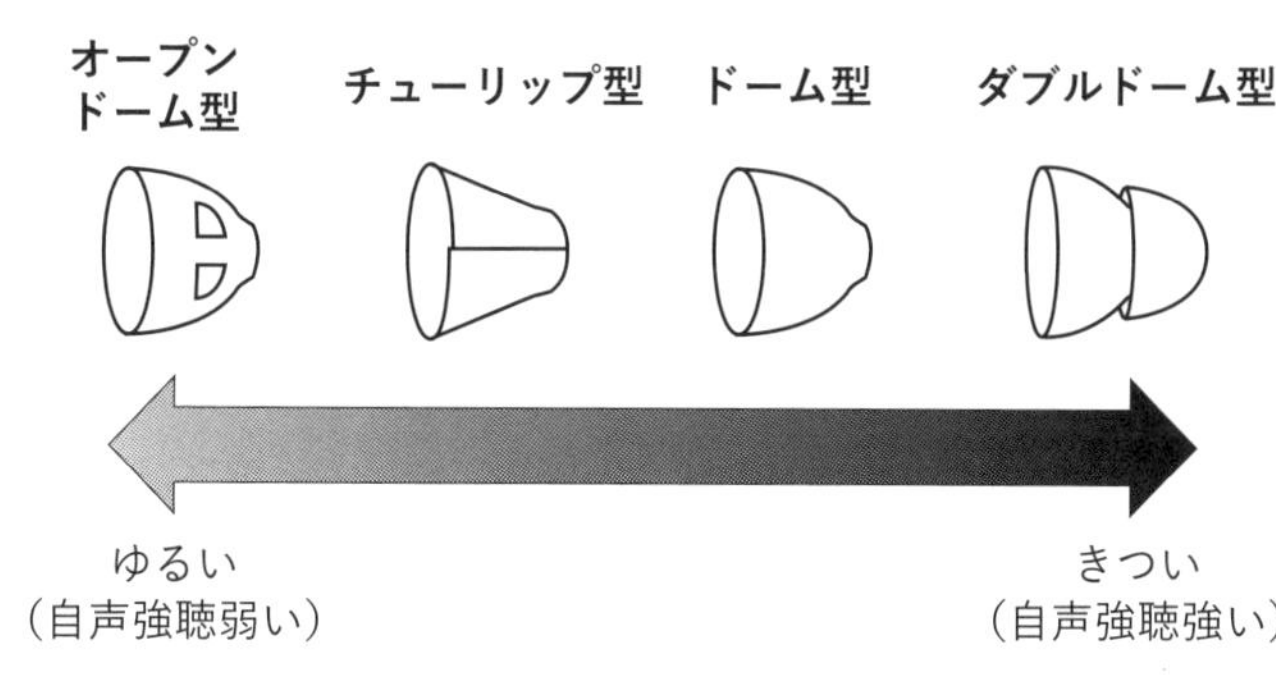

型、ダブルドーム型など、耳栓にはそれぞれに名前がありますす（図15）。

耳栓がゆるいと、補聴器から出た音もまた逃げやすくなります。

自声強聴は慣れてくる場合も多いので、それぞれの聴力に合った耳栓を使うようにしましょう。

耳あな型補聴器は耳栓そのものが補聴器ですので、自声強聴はかなり不愉快です。

しかし、耳栓による響きは、外耳道内での共鳴現象も一役買っているので、耳栓を鼓膜（こまく）に近づけてしまうと、自声強聴や響きが弱く感じられることがあります。

既製の耳栓だけでもさまざまな種類がありますが、

抜けにくくするため、音をしっかり入れるため、といった目的で、**耳かけ型やポケット型の補聴器でも、耳あな型のようなオーダーメイドの耳栓をつくることも**あります。

粘土のようなものを耳に注入して型を取ってつくりますが、最近はレーザーで三次元構造をスキャンして型を取る機械も開発されています。

昔ながらの粘土のほうが手軽で簡便ですが、耳に病気がある人に型取りをするケースや、鼓膜の保護をせずに粘土を入れてしまったケースなどでは、粘土が奥まで入り込んでしまって手術でないと取り出せなくなった、という事例もまれにあり、レーザースキャンのほうが安全性は高いでしょう。

オーダーメイドの耳栓も全体の大きさをどうするか、耳栓の深さをどれぐらいに設定するかによって、見栄えや装用感、補聴器の音質も微妙に変わってきます。

また、補聴器の問題点の一つとして、ハウリング現象があります。補聴器のスピーカーから出た音が耳栓の隙間からもれ、それを補聴器のマイクが拾い……というくり返しでピーという音が鳴ってしまう現象です。

補聴器の音量に比べて耳栓がゆるいと鳴りやすくなります。耳栓が合っていても、手で補聴器をおおうなどすると、手ではね返った音を補聴器のマイクが拾ってハウリングが起きます。

ハウリングキャンセラーという技術でハウリングをかなり抑えることができますが、耳栓がうまくはまっているかどうかの一つの目安になるので、抑えすぎには注意が必要です。

耳栓ひとつとっても、なかなか奥が深いのです。

✿難聴だと認知症になりやすくなるか？

難聴が、認知機能低下や認知症のリスクであることが報告され、注目を浴びています。

難聴と認知機能の関係は複雑で、まず、難聴と認知症の両方に共通する病因があります。高血圧や糖尿病、脂質異常症などの**生活習慣病では血管の障害が起きやすく、難聴も認知症も起こりやすくなります。**難聴も認知症もどちらも起こすような神経の変性も知られています。

次に、難聴のせいで認知症が起きやすくなるメカニズムがいくつかあります。

難聴があると、聴覚の処理に使用している**脳が、音声情報が入らないために怠けてし**

まって萎縮することがあります。歩かないと歩けなくなってしまう、いわゆる「廃用症候群」と同じことです。

また、難聴があると聞き取ることにとても労力（脳力）を使うため、**ワーキングメモリといってさまざまな情報処理に使用する脳の部分に負荷がかかってしまう**ともいわれています。

本来使うべきところが使われず弱り、その代わり、ほかのことに使わなくちゃいけないところを使ってしまう、ということが脳内で起こっているようです。

他人とコミュニケーションがうまくとれなくなると、**外出しなくなる、人づきあいが少なくなるといった活動性低下・社会的孤立**も指摘されています。その結果、うつ症状が起こると、ますます活動性も低下してしまいます。

さらに、難聴による認知機能低下の過大評価、認知機能低下による難聴の過大評価という問題もあります。

難聴があるとうまく認知機能検査に答えられずに、本来よりも認知機能を低く評価される危険性があります。一方で、認知機能が低い人では、聴力検査時に音への反応が遅れてしまって実際の聴力よりも悪い結果になりやすいのです。

最後に、**認知症のせいで難聴が起きやすくなる**という面もあります。これは中枢性の聴覚障害の影響が大きく、認知症の人では純音聴力検査のわりに語音聴力検査結果が悪い。つまり、音は聞こえるのに聞き取りが悪くなるということです。

このように、難聴と認知機能の関係は深くからみ合っています。そのため、難聴は認知機能低下の危険因子ですが、難聴の予防や治療が認知機能低下をどこまで防ぐかについて答えるのは非常にむずかしいのです。

ただし、**補聴器をつけることで、部分的に認知機能低下の進行を遅らせる可能性がある**とはいえます。各国から補聴器装用によって認知機能が改善または維持されたという報告がされていますが、補聴器を装用しても何も違いはなかったという報告もあります。

当たり前のことですが、補聴器を装用すればそれだけでよい、という問題ではなく、**補聴器を使用しながら何を聞いてどのような生活を送っていくか、ということのほうが重要**だからでしょう。

大規模かつ長期の研究において、補聴器装用の有用性が報告されてきており、**中等度難**

聴以上では補聴器を装用したほうがいい、という意見が主流となっています。

２０１９年にもミシガン大学のグループより、難聴と診断された66歳以上の高齢者11万人のデータを用いた解析で、補聴器をつけた人とつけない人の３年後の認知症・うつ病の発症、転倒の発生の有無を検討したところ、いずれも補聴器装用者でリスクが低くなっていたという報告がされました。

難聴も認知症も年齢とともに増加していきますが、80歳以上ではほとんどの人が少なくとも軽度難聴です。ですから、**認知症の高齢者には少なくとも軽度以上の難聴がある状態**となります。

それでも、**認知症になる前から補聴器をきちんと使えていた人は、認知症になっても、大きなトラブルなく使えることが多い**ものです。

ただし、補聴器が、電池切れや耳あか詰まりになっていないか、聴力の変動がないか、といった定期的なチェックは最低でも年に１回は必要です。

✿超高齢者が補聴器を使うときの留意点

では、すでに認知機能低下をきたしており、補聴器をつけたことがない、もしくは常用できていない難聴高齢者には、どのように対応すればよいでしょうか。

本人や家族の意欲があれば、前述した新田らの方法で常時装用を目指していきますが、いくつか留意点があります。

【認知機能が低下した人が補聴器を使うときの留意点】

①聴力検査の結果判断は慎重におこなう
②語音聴力検査は必ずおこなう
③家族・介護者の理解と付き添いが必要
④片耳からの装用とする
⑤安易に高価な機種をすすめない
⑥充分な試聴期間（1週間以上、できれば数ヵ月）をとる

⑦前述した聴覚トレーニングをできるだけ意識しておこなう
⑧クリップをつけるなど紛失防止対策をおこなう
⑨定期フォローが必要
⑩無理はさせない

認知機能低下がある高齢者では集中力にムラがあり、聴力検査の結果はどちらかというと実際よりも悪くなりがちです。また、純音聴力に比べて弁別能が低い、すなわち音を聞く力はそれほど悪くないのに言葉を聞き取る力が落ちてしまっていると、補聴器の効果が得にくい場合も多いのです。

だからといって、高価な機種を使用すればよいというものではなく、紛失するリスクも高いので、安価な機種を片耳から装用して聴覚トレーニング（84ページ）をおこない、本人の反応をみる必要があります。

紛失防止にはメガネのチェーンとよく似た補聴器につけるひもがあり、片耳の場合でもクリップなどで衣服につけておくと安心です。

初めは嫌がっても、補聴器に慣れてきて、つけていたほうが少しでも聞こえやすいことに気がつくと、安定して装用できる人が半数ほどいます。

認知症でなくとも、超高齢補聴器ユーザーの現状については問題があります。**90歳以上では、半数弱の方が音量操作ができず、４割近くの方は電池交換もできなくなります。**

人工知能による自動音量操作や充電機能をもつ補聴器もありますが、高価なため、超高齢者や介護者にも使いやすい低価格の補聴器の開発が求められます。

✿難聴をめぐる各国の状況

これまでに、海外の耳鼻咽喉科医や聴覚研究者と話をする機会が何度かありました。世界で難聴に関する制度などが発展しているのは、なんといってもデンマークです。デンマークでは王室に耳の不自由な人がいた歴史があり、難聴のある人の福祉や補聴器の開発に力を入れてきました。

世界の補聴器のシェアの約９割を占めている六大補聴器メーカーがあります。オーティコン、ワイデックス、シバントス、ＧＮリサウンド、スターキー、フォナックの６社です。２０１９年にシバントスとワイデックスが合併したので五大メーカーになったばかりですが、このワイデックスとオーティコン、ＧＮリサウンドの３社はデンマークが発祥の会社です。

デンマークは難聴の人の補聴器所有率も高く、約5割になります。難聴の先輩が新米の補聴器使用者に教える文化もあり、難聴の人同士のコミュニケーションが盛んなため、いきいきと補聴器を使っているという話をデンマークの研究者から聞きました。

アメリカでは小児難聴に対する医療福祉は手厚いですが、成人になったとたん、途絶えてしまうのが問題のようです。補聴器や人工内耳を使用していても、成人になると補助がなくなるので、故障しても修理したり新規のものを購入するのが経済的にむずかしいとそのままになってしまうのです。

その代わりといってはなんですが、電話に際してはテレタイプというサービスがどこでも必ず無料で受けられます。電話を使ったショートメールに似たサービスです。ただしスマホが主流の現在では需要が減ってきているようです。

アジアでは中国、韓国、台湾、シンガポール、タイ、ミャンマーの医師らと話をしました。タイ、ミャンマーでは医療保険の整備も充分ではない状況ですが、ほかの国では医療保険制度が整備されており、小児難聴に対する治療もそれなりに充実してきています。

日本では高度・重度難聴の小児では、遺伝子診断、補聴器装用、両側の人工内耳挿入術などの補助が得られます。また、**軽度・中等度難聴に対しても、自治体から補聴器購入に対して補助が得られるケースがかなり増えています。**

しかし、成人の難聴の方に対しては小児ほど手厚くないのが現状です。**ヨーロッパ諸国では、成人でも中等度以上の難聴があれば補聴器購入に対して助成が受けられる国が多く、シンガポールも同様**とのことでした。日本でも一部の自治体では成人も補助が得られるようになってきました。

世界各国と比べると、日本の難聴の方への助成はヨーロッパよりは悪いですが、アジアの中では充実しているようです。

✿難聴に対する助成

医療費の助成に関わる法や制度はしばしば改定されることもあり、正確な情報を得るのは医師でもむずかしいものです。２０２０年８月の時点での、難聴に対する医療費助成に関連する主な法と制度を次ページの図16にまとめました。

図16 難聴の医療費助成に関する法と制度

身体障害者福祉法	•難聴は程度に応じて6・4・3・2級があり、自治体などから援助が受けられる
障害者総合支援法	•補聴器購入に際して自治体より助成を得られるほか、等級に応じて医療費や生活についても援助が受けられる
難病法	•難聴に関する疾患として、アッシャー症候群、遅発性内リンパ水腫、若年発症型両側性感音難聴、神経線維腫症II型などがある •上記疾患の診断基準を満たせば、医療費などの助成を得られる •基準が厳しく手続きが煩雑
高額療養費制度	•年齢や収入に応じて1ヵ月の医療費がある一定額を超えた場合に保険から払い戻される。人工内耳挿入術などで利用
医療費控除制度	•確定申告時に1年の世帯の医療費がある一定額を超えた場合に税金が控除される •2018年より補聴器購入に際して補聴器相談医の規定の書類があれば医療費に含めることになった

いちばん基本となるのは「身体障害者福祉法」です。申請すると障害者手帳がもらえます。

以前は純音聴力検査で聴力レベルが該当し、障害申請の資格のある医師が高度難聴といえば高度難聴に認定されました。しかし、難聴の軽い人に障害申請を多数乱発した医師が告発された事件や、作曲家の佐村河内守（さむらごうちまもる）の事件があってから、原則として、脳波など客観的な聴力検査もおこなうようになっています。

「身体障害者福祉法」で障害が認定されると、「障害者総合支援法」により補聴器購入の助成などの援助を受けられます。

「難病法」についてはご存じの方は少ないと思いますが、聴覚障害3～2級でないレベルの聴力で疾患が該当する場合は、申請すると医療費等の助成が得られます。ただし、手続きが煩雑です。

「高額療養費制度」は人工内耳挿入術等を受ける場合に補助になります。

さらに、**確定申告時に「医療費控除（こうじょ）制度」も利用できます。**

以前は耳鳴り治療をのぞけば、**補聴器は**医療費控除制度に含まれていませんでした。しかし、2018年から**補聴器相談医の書類があれば含まれる**ことになりました。

前述のとおり耳鼻咽喉科医の約半数は補聴器相談医の資格を持っており、今後さらに増加する見込みです。

✿その他の難聴の援助システム

補聴器以外にも、多くの難聴を援助するシステムがあります。

まず電話ですが、もともと使っている電話の音量をさらに大きくする機器がいろいろとあります。また、電話の音が直接補聴器から出るようにできる機種があります。

マイクで拾った音を直接補聴器から出るようにするシステムもいろいろあり、主に学校で難聴の子どもが授業を受ける際に使われています。

映画館、講演会などでそのようなシステムを準備、使用する場合もありますが、日本ではあまり広がっていません。ヨーロッパでは、劇場や映画館でそのようなシステムの使用が標準化されている国もあるそうです。

日本でもヒヤリンググループといって、磁気を使ってスピーカーから出る音を直接補聴器から出せる設備があるところにはあるのですが、補聴器でヒヤリンググループの音を受信できない機種もあり、残念ながらあまり活用されていない状況です。

うるさいところでも、そのような援助システムを使って聞こえやすくすることが可能です。

各メーカーがそれぞれの援助システムを作成しており、互換性にとぼしかったり、援助システムの値段も補聴器並みで、まだまだ使い勝手が悪いのが現状です。

テレビの音を直接補聴器から出すための機器もあります。テレビのボリュームを上げるよりも自分の聴力に合った音域でのボリュームの上がり方をするので、理論的にはそちらのほうが聞きやすいはずですが、好む人と好まない人に分かれます。

重度難聴者用には、ライトが光ってさまざまなお知らせ音の代わりをする機器もあります。また、盲導犬ならぬ聴導犬もいます。難聴の方に代わってお知らせ音を聞いて、知らせる係をしてくれます。

さまざまな電化製品で暮らしは便利にはなりましたが、お知らせ音が聞こえないとその分不便ですね。

後述しますが、要約筆記サービスというものもあります（２３８ページ参照）。

第3章

気をつけたい
難聴を引き起こす
病気と生活

難聴を引き起こす要因はさまざま

ここからは難聴を引き起こす原因となるさまざまな病気について見ていきましょう。

まず、知識の整頓です。難聴には伝音難聴、感音難聴、その両方をあわせ持った混合難聴、の3タイプがあります。伝音難聴は処置や手術で聴力が改善することもありますが、感音難聴は慢性化すると根本的な治療はむずかしいです。

また、急性か慢性か、その難聴の進行具合や、先天性か後天性かといった発症時期でも分類でき、病気によって特徴があります。図17に主な病気を分類しました。

超高齢社会になって急増しているのが加齢性難聴です。内耳の有毛細胞は、加齢にともなって確実に劣化していきます。加齢にともなう感音難聴を、加齢性難聴あるいは老人性難聴といいます。

難聴の精査で耳鼻咽喉科を受診した人に「老人性難聴」という病名を告げると、がっくりしてしまう人、なかには怒り出してしまう人もいます。そのため、いまは加齢性難聴と呼ぶことが多くなっています。

図17　難聴を引き起こすおもな耳の病気

伝音難聴	耳垢栓塞 中耳炎（化膿性中耳炎、滲出性中耳炎、好酸球性中耳炎、真珠腫性中耳炎）など
混合難聴	耳硬化症など
感音難聴	**急性** 突発性難聴、メニエール病、外リンパ瘻、音響外傷など
	亜急性 薬剤性、自己免疫性、感染症など
	慢性 遺伝性難聴、騒音性難聴、加齢性難聴など
	先天性 遺伝性難聴、感染症（風疹・サイトメガロウイルス）など

私も皮膚のトラブルで皮膚科医に診てもらったときに、いきなり「老人性疣贅だよ」といわれて、ショックを受けたことがあります。老人性疣贅（イボ）には、脂漏性角化症という病名もあるのだから、そちらを告げて「加齢による変化です」といってくれればいいのに、と思いました。

病名や言い方は大事です。老人性難聴よりは加齢性難聴のほうが、聞こえも通りもよいのは間違いありません。

しかし最近では加齢という言葉があちこちでいわれるため、加齢でもうんざりする人もいるようです。これに関しては後で述べるように、年をとることをいい意味で受容する覚悟が必要でしょう。

もともとほかの病気で難聴があり、加齢性難聴も合併することでさらに聴力が低下してしまったり、認知症などほかの加齢にともなう疾患と合併することによって生活に支障をきたしたり……、加齢性難聴をめぐる情勢は複雑です。

加齢性難聴の話題は最後に述べるとして、まずは伝音難聴を起こす病気から見ていきましょう。

耳垢栓塞——耳あかが詰まるタイプ、詰まらないタイプ

日本人は世界的に見て耳掃除が大好きな民族ですが、じつは日本人の耳掃除は誤った方法ばかりです。正しい耳掃除をおこなうためには、まず自分がどのような耳あかのタイプかを見きわめる必要があります。

耳あかには、「ネバネバしたタイプ」と「カサカサしたタイプ」の2種類があります。どちらのタイプの耳あかになるかは、じつは遺伝で決まっており、ネバネバしたタイプが優性（顕性）遺伝し、カサカサしたタイプは劣性（潜性）遺伝します。

日本人はカサカサ耳あかの人が約70パーセントと多いのですが、白人や黒人は90パーセント以上がネバネバ耳あかです。

ネバネバ耳あかでは耳あかが詰まりやすいので、2週間に1回程度、オイルなどを耳の中へたらして溶かす耳掃除の方法が推奨されています。日本では聞いたこともないような方法ですね。

しかし、日本で昔から使用されている耳かきによる耳掃除のほうがマイナーで、じつはアジアの一部の国を除いてはおこなわれていないのです。

最近は**綿棒で耳掃除をする人が世界的に増えていますが、この方法はむしろ耳あかを奥に詰めてしまう危険性**が高く、アメリカの耳鼻咽喉科医たちは警告を発しています。

英語には面白いことわざもあります。

Never put anything smaller than your elbow into your ear.

（肘（ひじ）より小さいものを耳に入れるな）

というものです。耳の中に耳かきや綿棒など細いものを入れるのは、じつはよくない行為なのです。

耳には耳あかをどんどん外へ自動的に押し出す力（自浄作用（じじょう）という）が働いているた

め、耳あかの量が少ない人では詰まることはほとんどありません。

また、カサカサ耳あかはネバネバ耳あかに比べて詰まりにくいのです。私は**カサカサ耳あかでは指でほじる程度で充分**だと考えています。ただし、どうしても美容的に気になる場合のみ、オイルや化粧水などをつけた綿棒で見える範囲だけを掃除してください。

耳あかがちょうどはがれてくる部分は、外耳道峡部（がいじどうきょうぶ）といって、耳の入り口から1センチ程度のところです。ここがいちばんガサガサした感じがするので、気になって触ってしまいがちです。

しかし、この峡部を綿棒や耳かきでこすって傷つけてしまうと、耳あかの自浄作用が低下してしまうので、その手前まででとめてください。どうしても峡部のガサガサが気になってしまう人は、自分で触らずに耳鼻咽喉科へかかりましょう。

また、補聴器を使用している人は毎日つけ外しをするので、それが掃除の代わりになってたまりにくいようです。

耳あかが栓状に詰まって聴力にも影響するような病的な状態を耳垢栓塞（じこうせんそく）といいます。耳垢栓塞の状態になると普通の耳掃除でとれることはないので、耳鼻咽喉科で専門的な処置を受けることになります。

子どもは耳の穴が小さいため、高齢者では耳あかの自浄作用が低下するため、耳垢栓塞を起こしやすいのです。患者さんは「耳あかでなんて……」と恥ずかしがりますが、処置をすれば確実に治るため、耳鼻咽喉科医が見つけていちばんうれしい難聴の原因です。

✿痛くない中耳炎に要注意

鼓膜（こまく）の奥の中耳（ちゅうじ）に炎症がある状態を中耳炎と呼び、伝音難聴の代表的な原因の一つです。気づかないうちにかかる中耳炎があります。以前、聴覚障害かつ視覚障害の80代の方を診察したときのことです。視力の回復は厳しいということで、補聴器が命綱のような方です。

聴力のほうも、補聴器を装用すれば静かな場所での一対一の会話は充分できますが、複数人や騒音下での会話は半分も聞き取れないという状況です。聴力をよくすることはできなくても、いちばんよい状態で補聴器を使ってもらえるよう、数カ月に1回の定期診察をおこなっています。

ところが、風邪をひいて中耳炎になってしまったのです。早めに処置をしたので、なんとか治りましたが、ご本人はまさか中耳炎とは思っておらず、びっくりしていました。滲出性中耳炎といって、中耳に水がたまる、痛くないタイプの中耳炎でした。

一般には、中耳炎というと、痛くて耳漏の出る化膿性中耳炎を思い浮かべる方が多いですが、このように**中耳炎にもさまざまな種類があります**。

中耳は鼓膜の向こう側にある空間で、耳管（図18）という管を介して鼻と交通しています。耳管はふだんは閉まっていて、飲み込んだり、耳抜きをしたりすると開くのが正常です。

耳管がふだんから開きっぱなしになってしまうのは、耳管開放症という病気で、自分の声や息が耳管を通して中耳に入って反響してしまい、音が聞きにくくなります。しかし、聴力そのものが落ちたり、進行したりすることはありません。

一方、唾を飲んでも、耳抜きをしてもまったく耳管が開かない状態は耳管狭窄症と呼びます。通常、**中耳炎はこの耳管狭窄症にともなって起こります**。

中耳炎は症状が急に起こったものか、ずっとつづいているものかによって、急性中耳炎と慢性中耳炎に区別されます。

図18　耳管と中耳

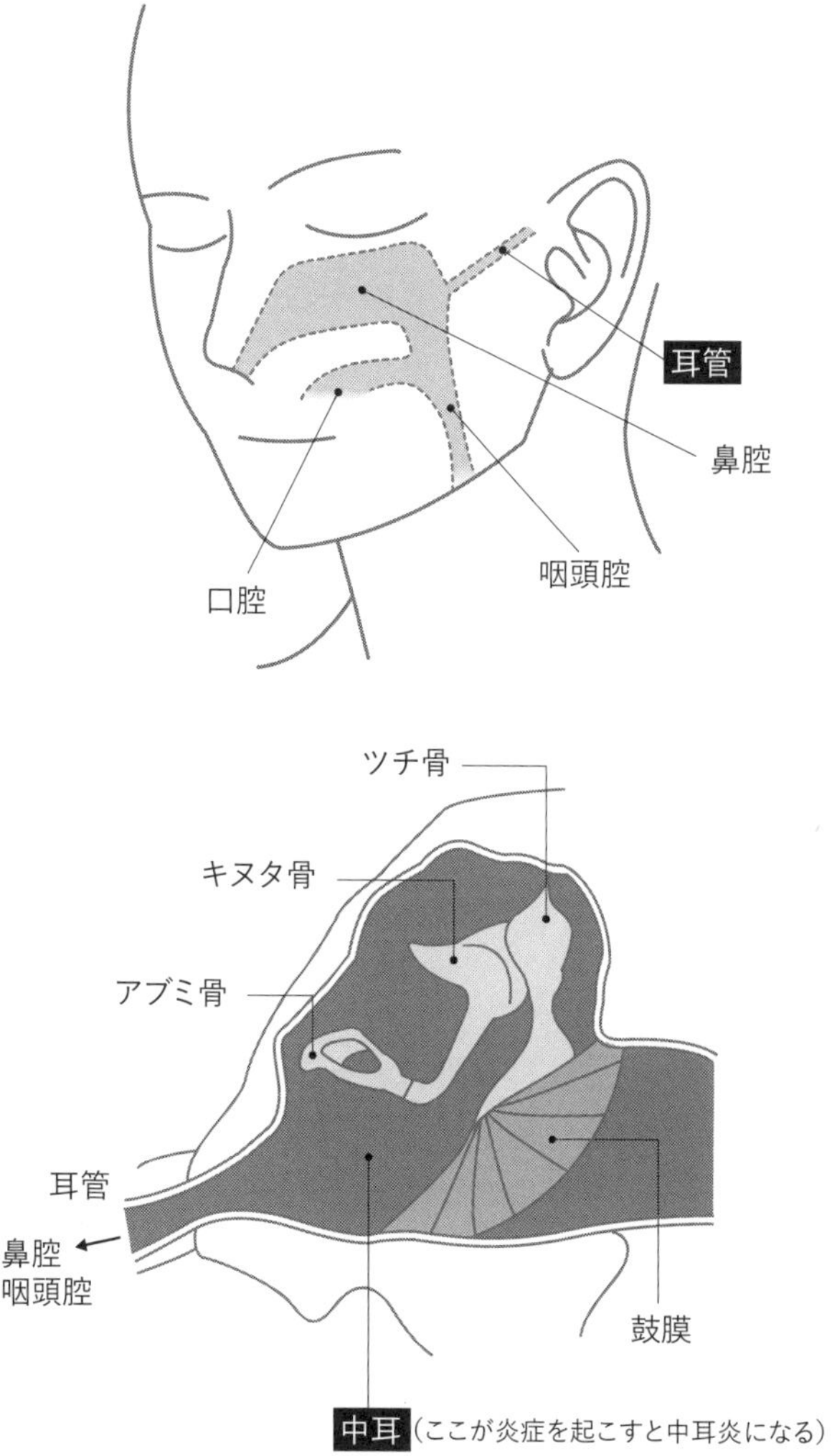

耳管
鼻腔
咽頭腔
口腔

ツチ骨
キヌタ骨
アブミ骨
耳管
鼻腔
咽頭腔
鼓膜
中耳（ここが炎症を起こすと中耳炎になる）

また、鼓膜に穴があいていれば穿孔性中耳炎といいます。

さらに、中耳炎の病態によって、化膿性中耳炎、滲出性中耳炎などがあります。

化膿性中耳炎は膿のようなドロドロした液体がたまる中耳炎で、細菌による場合がほとんどです。耳の痛みが強く、膿を中耳から出すために鼓膜を切開することもあります。滲出性中耳炎は水っぽい液がたまる中耳炎で、風邪、つまりウイルスによって起こる場合が多いです。

ほかにも好酸球性中耳炎、真珠腫性中耳炎などの特殊な中耳炎があります。

難聴の原因としてもっとも注意が必要な中耳炎は、滲出性中耳炎です。滲出性中耳炎は痛みがなく、症状もゆっくり進行することがあるので、気づかれにくいのです。

しかも、**子どもと高齢者がなりやすいため、よけいに治療が遅れがち**になります。子どもは耳管が短く、鼻の炎症が中耳に伝わりやすいため、また高齢者では耳管の動きが悪くなるため、滲出性中耳炎になりやすいようです。

子どもの鼓膜は透明度が高いので、鼓膜の向こう側に液があるのが透けて見えやすいのですが、高齢者の鼓膜は透明度が低いので、見ただけでは浸出液があるかどうかわかりにくいことがあります。

そうした場合はティンパノメトリーという鼓膜の動きやすさを調べる検査をすると、中耳に液がたまっていそうかどうかがわかります。聴力検査のパターンでも見当をつけることができます。

風邪をひいたら、鼻から炎症が耳へ広がらないように、鼻は片方ずつやさしくかみ、安静と栄養を充分にとるようにすることが肝要(かんよう)です。

✿真珠腫性中耳炎――手術が必要な〝耳のガン〟

耳のガンといわれることもある中耳炎です。本当のガンではないのですが、それだけ悪性ということです。耳にも本当のガンができることはありますが、非常にまれです。

真珠腫性中耳炎は治療した側の反対側にも発症したり、若い頃手術を受けて治ったと思っていたら再発するなど、まさに悪性ガンともいうべき特徴があります。

鼓膜の外側、つまり外耳(がいじ)にあるべき上皮(じょうひ)細胞が、鼓膜の内側である中耳内に入り込んでしまうと起こります。逃げ場のない場所で上皮細胞が増殖(ぞうしょく)をはじめると、骨を溶かしながら大きくなります。上皮細胞は乳白色をしており、そのかたまりが真珠のように見えるため、真珠腫と呼ばれています。

耳と鼻をつないで中耳の気圧を調整している耳管の機能が悪かったり、中耳や外耳に炎症があったりすると、上皮細胞が中耳に入り込みやすくなります。

ごく初期だと処置だけで治ることもありますが、たいてい手術が必要です。術後も長期にわたって、再発しないかどうか定期的にフォローしなければなりません。

✿耳硬化症――アブミ骨が振動しない

原因がよくわからないまま少しずつ難聴が進んでいく病気のなかで、唯一、手術による聴力回復が可能といえるのが耳硬化症です。

耳硬化症は、感音難聴と伝音難聴の混ざり合った混合難聴であるのが特徴です。中耳から内耳へと音を伝えるアブミ骨を中心とした異常だからです。

アブミ骨の底板という内耳にはまり込んだ部分が硬くなって（骨化という）動きにくく（＝振動が伝わりにくく）なり、伝音難聴になります。その骨化が内耳の中でも進行すると、やがて感音難聴も引き起こします。

この病気も原因不明ですが、日本人は白人の50分の1程度の頻度と少なく、なんらかの遺伝的素因が関係しているようです。

手術で改善できるのは伝音難聴の部分だけで、アブミ骨底板部分を手術で触るため、内耳を損傷してしまう可能性もある非常に繊細な手術になります。

✿突発性難聴――60代の発症がもっとも多い

さっきまで聞こえていた耳が急に聞こえなくなる――そのような難聴を急性難聴といいます。なかでも突発性難聴は毎年1万人あたり数人が発症し、堂本剛、浜崎あゆみといった芸能人も後遺症をカミングアウトしているやっかいな難聴です。

「朝起きておかしいな、と思ったら、右耳がまったく聞こえなくなっていた」

「電話をしていて、どんどん相手の声が遠くなっていった」

「突然トンネルに入ったような耳の詰まった感じが強く出てきて、どうやっても治らない」

このようにある日突然起こり、めまいや耳鳴りをともなうことも多いです。

60代の発症がもっとも多いものの、子どもでもなることがあります。原因は不明ですが、ウイルス性をはじめとした内耳炎や内耳の梗塞が原因と推察されています。次項で説明するメニエール病の初めての発作が、突発性難聴と診断されることもあります。

突発性難聴では、急に内耳になんらかのダメージが起きているので、そのダメージを最小限に抑えることがもっとも重要です。**内耳の有毛細胞が死滅してしまうと現在の医学では再生させることはまだ不可能なため、できるだけ早期にしっかりと治療することが重要**です。

軽度の突発性難聴であれば自然に治る場合もありますが、重症であるほど治りも悪いため、入院治療をおこなう場合もあります。

原因不明の急性感音難聴を突発性難聴というため、ほかの急性感音難聴の可能性がないか検査をします。聴力検査のほかに採血検査や画像検査をおこなうことが多いです。脳幹梗塞や聴神経腫瘍という脳の病気でも同様の症状が出るため、めまいや聴力の経過から疑わしいときはＭＲＩ検査をおこなうこともあります。

安静が大事です。仕事があっても**発症後1週間は休養をとること**をおすすめします。

経口薬でも点滴でも、ステロイド剤の投与が第一選択とされます。中耳の中に直接ステロイド剤を注入するステロイド鼓室内投与という方法もあります。

高気圧酸素療法も効果があると考えられていますが、高気圧をかけて中耳炎を起こしてしまう危険性もあり、治りが悪い場合のオプションとしておこなわれます。

突発性難聴は**治癒する場合が3分の1、改善するものの治癒にはいたらない場合が3分の1、聴力が落ちたままとなるのが3分の1**といわれています。

聴力が元どおりになっても、耳鳴りだけが残る場合もあります。ただ、突発性難聴の耳鳴りは、残っても1年ぐらいで少しずつ気にならなくなっていきます。

✿メニエール病——内耳が原因の難聴やめまい

メニエール病ほど誤解されている病気も少ないのではないでしょうか？

メニエールはこの病気を初めて報告した19世紀のフランス人医師の名前です。それまでめまいは脳の病気と考えられていましたが、内耳が原因で起こることを発見したのです。実際には脳が原因のめまいはまれで、大半は内耳性です。

内耳には蝸牛という音を感知する部分と、前庭という平衡感覚を感知する部分があります（27ページ図3参照）。

蝸牛は三層構造になっていますが、コルチ器のある真ん中の層は内リンパ、上下の層は外リンパという液で満たされています。

外リンパは脳とも交通していて髄液と同じような成分からできていますが、内リンパは耳でしか見られない特殊な成分でできています。その独自の成分構成のおかげで、有毛細胞が受け取った刺激を効率よく電気信号に変えることができるのです。

メニエール病ではこの内リンパが産生過剰、または吸収阻害されて水ぶくれを起こした「内リンパ水腫」という状態になっています。内リンパが安定した状態にないと、前庭もきちんと平衡感覚の情報を神経へと伝達できません。

そのため**メニエール病では蝸牛の水腫がきついと難聴に、前庭の水腫がきついとめまいを起こします。**

典型的なメニエール病では、聴力低下とともにめまい発作を起こし、それをくり返しながら難聴が進んでいきます。近年ではめまいだけが起きる前庭型メニエール病と、難聴だけが起きる蝸牛型メニエール病というタイプもあることがわかってきました。

水ぶくれなので、利尿薬や内耳循環改善薬といった薬剤が主に使用されます。聴力低下に対しては、突発性難聴と同様、ステロイド剤を使用することもあります。

メニエール病は何度も発作をくり返すのが特徴で、しかもその発作を完全にコントロールする方法はないのが現状です。

疲労やストレスがあると水腫が起こりやすいため、生活スタイルの見直しも重要です。規則正しい生活、充分な睡眠、適度な運動、多めの水分摂取がよいとされています。

水腫に対しては水分を制限するのではなく、しっかり水分をとりつつ塩分はひかえめにして、運動でいい汗をかくと水分の代謝がよくなり、効果的です。

神経質、几帳面な人はメニエール病になりやすいといわれています。また、メニエール病の発作に対する不安が強く、その不安によるストレスでめまい発作が起きやすくなるという悪循環におちいってしまう人もいます。不安や緊張が強い人には、抗不安薬などの精神面に対する薬剤が症状緩和の手助けになることがあります。

めまい発作のコントロールがなかなかうまくいかず、毎月めまい発作を起こしてしまうような人には、ほかにもさまざまな治療法が考案されています。

内耳を中耳経由で加圧する中耳加圧療法は以前から海外ではおこなわれていましたが、2018年から日本でも薬事承認され、治療できる病院が増えています。加圧はいわば内耳へのマッサージのようなもので、内リンパの循環が促進されるようです。

めまい発作は、前庭が水腫による刺激をうけて異常信号を脳に伝えてしまうために起こります。**前庭が機能しなくなればめまい発作を感じることはなくなる**のです。

平衡感覚は左右の前庭、目から入る情報、筋肉や血管など全身からの情報を脳で統合して感じているので、片側の前庭機能が失われてもバランスがとれなくなることはありません。

多少ふらふらするのと、突然激しいめまい発作におそわれるのと、どちらがマシか、ということを天秤(てんびん)にかけた末、前庭機能を破壊する治療を選択する人もいます。

前庭機能を破壊する治療には、前庭に対する毒性の強い薬物を中耳から注入する方法や、手術で前庭神経を切断する方法などがあります。

✿外リンパ瘻――内耳の膜が破れる

重たい物を持ったり、便秘で力みすぎたり、カボチャなど堅い物を切ろうとしたり……そんなときに頭のどこかでプチッとすることがありませんか？　それは、脳内の髄液の圧が一時的に高まったのです。

思い切り鼻をかんだり、髄液圧が高まるようなことをしたりした場合に、内耳の膜が破れることがあります。外リンパと中耳の境目で破れるのですが、これを外リンパ瘻といいます。

この病気でも突発性難聴とよく似た症状が起こります。水が流れるような耳鳴りの音がすること、頭の位置によって症状が変わることなどが特徴です。

安静が重要ですが、難聴が高度の場合は、手術で破れた穴をふさぎます。

ダイビングや飛行機搭乗時に、耳抜きがうまくできずに外リンパ瘻を起こす場合もあります。

中耳は閉鎖空間ですが、耳管の管を介して鼻の奥とつながっています。耳管は基本的に閉じていて、唾を飲む、あくびをするなどで開きます。

わざと耳管を開くことを「耳抜き」といい、ダイビングには欠かせない技術です。鼓膜の外側と内側に圧力差ができると鼓膜が圧の低いほうへ押されて痛くなり、炎症を起こすのです。そのときに無理な耳抜きをすると、外リンパ瘻になってしまう危険性があります。

耳管はやわらかい管なので、気圧差が大きくなると、つぶれてしまってよけいに開きにくくなります。**耳に異常を感じてから耳抜きをするのではなく、圧が変化している最中に継続して耳抜きをするのがポイント**です。

耳が痛くなりやすい患者さんには、鼻の粘膜の腫れを抑えるような薬を処方するとともに、飛行機の離着陸時にはガムを噛むことをおすすめしています。

✿両側の亜急性難聴——ストマイ難聴

両耳がほぼ同時に、急に難聴になってしまうこともあります。

結核などに使われるアミノグリコシド系抗生物質は内耳に毒性がありますが、人によって毒性への感受性が異なります。細胞内にあるミトコンドリアの遺伝子の一部が変異していると、アミノグリコシド系薬剤の毒性への感受性が高くなり、薬剤が少量でも高度の難聴を引き起こしてしまいます。

ある日突然、というほど急ではないですが、少しずつ聴力が低下する、ともいいがたい、ちょうどその中間ぐらいのスピードで聴力が落ちる場合、つまり急性と慢性のあいだは亜急性といいますが、その亜急性の難聴になります。

１９４０年代半ばにストレプトマイシンというアミノグリコシド系抗生物質が開発されて、結核による死亡者は激減しましたが、同時に副作用による多くの難聴者を生みだし、ストマイ難聴と呼ばれています。

ミトコンドリアは細胞の核にある遺伝子とは違って、母親から母系遺伝します。アミノグリコシド系抗生剤は現在でも病気によっては使用することがあるので、母方の家系にストマイ難聴の人がいたら、お薬手帳などに記載して覚えておきましょう。

ほかにもシスプラチンという抗ガン剤、ループ利尿薬という利尿薬などで薬剤性の難聴が起こることが知られています。ライム病、梅毒といった感染症でも、急な両側難聴が起きることがあります。

また、さまざまな自己免疫疾患では、内耳にも炎症を起こして難聴になることも報告されています。

感染症も自己免疫疾患もないのに、比較的急速に両側の難聴が進む原因不明の病気もあり、特発性両側性感音難聴といいます。

急な感音難聴の進行時には、突発性難聴と同様の治療がおこなわれます。

一側性難聴――ムンプス難聴など

2018年のNHK連続テレビ小説で放映された「半分、青い。」のヒロイン鈴愛は一側性難聴でした。一側性難聴とは**片側は正常で、もう片側の難聴は高度な場合**を指します。

鈴愛の難聴の原因はおたふくかぜでした。**おたふくかぜを起こすムンプスウイルスは内耳炎も起こすことがあり、ムンプス難聴といいます。**

ムンプス難聴は発症すると有効な治療法がなく、あっという間に高度の難聴となって治らないため、おたふくかぜの予防接種を打つのがいちばんの対策となります。両耳になることは非常にまれで、片耳だけに発症します。

おたふくかぜは軽くすむ場合が多いものの、髄膜（ずいまく）炎や精巣（せいそう）炎など、難聴以外にも取り返しのつかない症状を起こす可能性も数割あります。

難聴になる確率はおたふくかぜにかかった人の０・１パーセントにすぎませんが、後遺症が残ることもある髄膜炎は１割弱、思春期以降の男性が精巣炎になる可能性は３割前後とされています。

一側性難聴は５００～１０００人に１人程度いるとされており、私の幼なじみも先天性の一側性難聴でした。私が耳鼻咽喉科医になって初めて幼なじみがカミングアウトしてきたのですが、それまでまったく気づきませんでした。

一側性難聴は音に対する反応や言葉の発達は正常なので、小学校の健診で左右の聴力検査をして初めて見つかる子どももまれではありません。

一見、難聴によるハンディキャップのわかりにくい一側性難聴ですが、うるさいところでの聞き取りにはかなり不利です。健聴者は左右の耳から別々に入った音を処理することで音を立体的にとらえ、聞きたい音をうまく聞き分けていますが、それができないからです。

学校やレストラン、騒がしい街なかなどでの会話、多人数での会話は、一側性難聴の人にとってはひどく疲れるものなのです。

✿子どもの難聴——早期発見が大切

生まれつき難聴の子は、1000人中1人と見積もられています。正確な人数は調査されていませんが、日本には**約10万人は先天性難聴の方がいる**という概算になります。

さまざまな先天性の障害がありますが、**先天性難聴はもっとも頻度が高い障害**なので、最近はほとんどの産科で「新生児聴覚スクリーニング」をおこなっています。

内耳が健康な状態だと外有毛細胞の振動が鼓膜を介して検知できるので、その反応(耳音響放射(じおんきょうほうしゃ))が検出できるかどうかを調べます。

1分もかからずにできますが、耳あかや中耳炎でも反応は検出できなくなるので、反応の出ない赤ちゃんの数もそれなりです。

反応がない場合には耳鼻咽喉科での精査が必要ですが、大きな音への反応があるかどうかを観察して、反応がある場合はそれほどあわてる必要はありません。ただし、まったく反応がない場合は、できるだけ早く受診してください。

耳掃除をし、中耳炎といったほかの異常がなくても、やはり耳音響放射の反応が出ず、音への反応がとぼしい場合は脳波検査をおこないます。

胎児（たいじ）は5～6ヵ月から、羊水の中でぼんやりと音を聞いています。そして出生後もすごいスピードで外界の音を認識していきます。

難聴がある場合は、発見が早ければ早いだけ、遅れが少なくなるように対処できます。生後6ヵ月までに難聴の程度を見きわめ、高度以上の難聴が疑われる場合は両耳への補聴器装用と専門的な療育援助を開始すべきとされています。

高度難聴でなければやや大きめの声で話しかけるように意識しながら、発達の経過を慎重に追いつつ、乳幼児でもできる聴力検査をくり返し、その子にとって最適な対処法を決めていきます。

先天性難聴の原因は約50パーセントが遺伝性、風疹（ふうしん）などの感染症をはじめとした妊娠時の異常によるものが25パーセント、残りが原因不明とされています。

サイトメガロウイルスというウイルスは、成人に感染してもたいした症状を起こしませんが、完全に治ることはなく、ずっと体内にウイルスが潜む潜伏感染という状態になります。人類の大半がどこかで感染するものですが、妊娠中に感染すると胎児の発育をさまたげる場合があります。

風疹ウイルスでも妊娠中の感染で難聴や発育不全を起こしますが、風疹はワクチン接種が広まっているため、現在では妊娠時の感染が原因で起こる難聴の原因のトップはサイトメガロウイルスです。

サイトメガロウイルス感染による子どもの難聴は、出生後に進行することもあり、注意が必要です。

以前はサイトメガロウイルス感染症があっても副作用の強い注射薬しかなかったため、難聴進行予防に使用することはありませんでしたが、最近ではより副作用の少ない内服薬も発売されているため使用する場合もあります。

✿誰もが持っている難聴遺伝子

難聴遺伝子というものがあるのをご存じでしょうか。**難聴を起こす遺伝子は数百種類あり、誰もがなんらかの難聴遺伝子を持っている**と考えられています。

次ページの図19は遺伝のパターンです。子どもは両親から一つずつ遺伝子をもらいます。ですからAaとAaの両親からはAA、Aa、aaの子どもが生まれる可能性があります。Aaの子が生まれる確率はAA、aaの２倍です。

優性遺伝するタイプでは家系の中に複数の難聴者がいます。図でいうと、Aをもつ両親と子ども３人が難聴になります。劣性遺伝するタイプでは、何世代さかのぼっても血縁者に同じような難聴は見られません。図でいうと、aaの子ども１人だけに症状が出ます。遺伝性難聴の多くが劣性遺伝で、母親と父親の難聴遺伝子がたまたま組み合わさって起こります。

難聴の原因となる遺伝子についてもさまざまなことがわかってきており、先天性の感音(かんおん)難聴については２０１２年から遺伝子診断が保険適用となりました。これは先天性難聴の

図19　遺伝のパターン

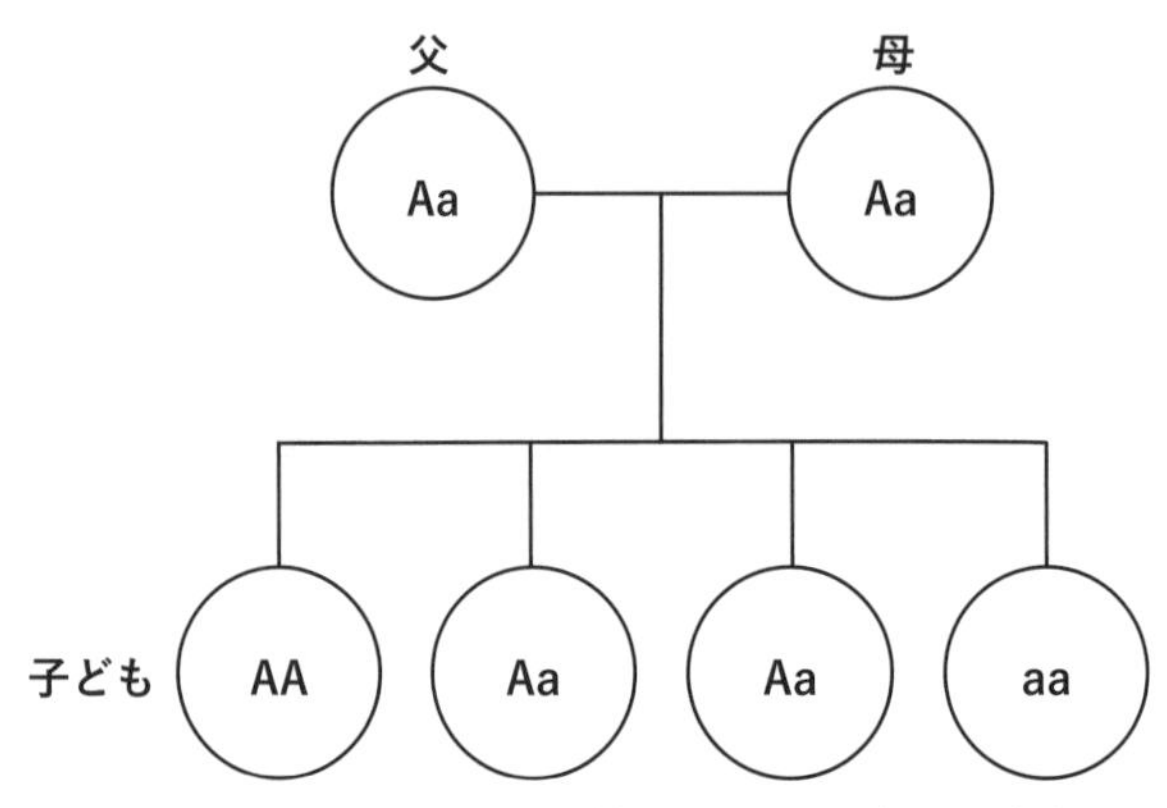

Aが1つでもあれば症状が出る場合＝優性遺伝
aが2つそろうと症状が出る場合　＝劣性遺伝

主な原因遺伝子19種類について検査するもので、これら19種類の遺伝子が原因の難聴は先天性難聴の約3割を占めるといわれています。

原因遺伝子がわかることによって、難聴の長期的な経過や子孫への遺伝の可能性、今後起きてくるかもしれない合併症などを知ることができます。

たとえば、ミトコンドリアの遺伝子異常が原因の難聴では、前術のアミノグリコシド系抗生物質を使用すると難聴が進行します。また、前庭水管拡大症というタイプの感音難聴では、風邪をひいたり頭を打ったりすると、聴力が低下することがあります。

ある一定のレベルまで難聴が進行した後

は、それ以上悪くならないという遺伝性難聴も知られています。逆に、幼少期には軽度難聴程度でも、将来的に人工内耳になる可能性が非常に高いような遺伝性難聴もあります。いまのところ臨床応用までの道のりはけわしそうですが、遺伝子治療の開発も少しずつ進められています。

✿耳の再生医療は可能か？

ｉＰＳ細胞で世に広く知られた再生医療は、失われた器官や組織などを再生し、機能回復をはかる医療です。では、内耳再生など、耳そのものを治す方法はどこまで進んできているのでしょうか。

前述したように、音は内耳の蝸牛というところで感じています。蝸牛の中にあるコルチ器という組織が、音情報を脳へ伝わるように変換しています（31ページ図４参照）。コルチ器にある内有毛細胞が、音波を電気信号に変えて神経へと伝えています。加えて、内有毛細胞のそばにある外有毛細胞が、音の感じ方を大きくしたり小さくしたりという調整をします。

外有毛細胞は蝸牛の中でもっとも劣化しやすく、この細胞が役割を果たせなくなると、音を増幅できなくなるので聞こえにくくなります。内有毛細胞が劣化すると、さらに重症の難聴になり、音と音を区別する語音弁別能のような力も低下するので、**いくら音を大きくしても、言葉などを聞き分けることがむずかしくなります。**

感音難聴の多くは、これらの有毛細胞の障害が原因といわれています。鳥類や両生類では、有毛細胞は再生することが知られていますが、哺乳類では再生しません。

ところが近年、**再生しないと考えられていた哺乳類の有毛細胞を再生する薬剤がいくつか開発**されています。40社以上の製薬会社やバイオ企業が難聴の治療薬開発に取り組んでおり、有毛細胞を再生させる薬剤を注入することで、難聴のマウスの聴力が10デシベルほど回復したという報告もあります。

iPS細胞などから内耳の細胞のもととなる幹細胞を作成し、内耳へ注入することで聴力が回復したという報告なども、実験動物のレベルでは見られるようになってきました。

ただし、内耳は鼓膜の向こう側に位置し骨で囲まれているため、薬剤や遺伝子、細胞を内耳に入れるためには、大なり小なり手術が不可欠です。まだ効果も不安定で、限定的であり、ヒトに対してはほとんどおこなわれていません。

目は体表にあってやわらかいため、内耳のコルチ器に相当する網膜（もうまく）を外から直接観察したり、薬液を注入したりすることが簡単なのとは対照的です。

網膜に対してはｉＰＳ細胞を用いた再生治療の治験が２０１４年におこなわれ、話題となりました。経過に問題はなく、網膜再生治療については実用化されつつあります。

しかし、**内耳再生については**前述したような構造的な手術のしにくさもあって、**まだまだ道半ば**なのです。

ｉＰＳ細胞を使えば、めずらしい疾患（しっかん）の研究などもおこないやすくなります。そのような手法を使って発見された薬が、２０１９年には前述した前庭水管拡大症の難聴の進行をある程度予防できるかもしれないということで、治験がおこなわれています。

✿騒音と難聴――80デシベル以上の音は危険

耳は音を聞くための器官ですが、**耳にとってもっとも有害なのは大きな音**です。有毛細胞は音の振動で機械的に摩耗しますが、大きな音を長時間聞くと回復できないダメージを受けてしまいます。

音が大きいほど、その音にさらされる時間が長いほど、難聴を起こす危険が高くなります。有毛細胞がダメージを受けて毛がなくなってしまう前に、休息させることが重要です。

聴力障害を起こすのは80デシベル以上の音で、それ以下では一日中音を聞いていても難聴にはなりません。80デシベルの音とは、先の図7（41ページ）では「幹線道路横の環境音」となります。地下鉄の車内やパチンコ店内の音は90デシベルです。

WHOが、内耳に障害を与える可能性の高い音の大きさと連続して聞く時間をまとめて発表しています（図20）。

85デシベルの音を8時間以上連続で聞くと、難聴になる危険性が高まります。

85デシベル以上の音がつねに出ているような職場は騒音職場とされ、耳栓などの使用や、従業員に対する聴力検査を義務づけられています。しかし、実際には耳栓の使用が守られていない職場、守らない職員も多いようです。

レジャーでも騒音による難聴は発生します。ロック難聴、ディスコ難聴、ヘッドホン難

図20 難聴になる危険性のある騒音レベルと時間

時間	騒音レベル（デシベル）
25時間	80
8時間	85
2時間30分	90
47分	95
15分	100
4分	105
1分30秒	110
28秒	115
9秒	120

〔出典〕Hearing loss due to recreational exposure to loud sounds: A review World Health Organization 2015より

聴、剣道難聴などと名前を冠して呼ばれる場合もあります。子どもやペットが大声を出した、花火を間近で見た後に耳鳴りがしてきた、などさまざまな原因で起こります。

イヤホンで音楽を聞く時間が若者を中心に伸びているため、WHOは**携帯音楽プレーヤーの使用時間を、成人では80デシベルで、小児は75デシベルで、それぞれ週40時間まで**とする推奨基準を発表しています。

音を脳へ伝えるにはエネルギーがいりますが、大きな音を伝えるためにはよりたくさんのエネルギーがいるため、有毛細胞を中心とした内耳の細胞が疲れてしまいます。

疲れがたまっても適切な休憩がとれれば回

復しますが、**疲れた内耳細胞を無理に使いつづけると過労死してしまいます。**

もっとも打撃を受けやすいのは外有毛細胞の毛の部分です。

この部分はつねに聞こえてきた音に合わせて振動しながら、内有毛細胞が受け取る音量の調節をしています。**振動が頻回であればあるほど、強ければ強いほど、外有毛細胞がダメージを受ける**のは想像できるのではないでしょうか。

騒音にさらされればさらされるほど、写真（図21）のように抜け落ちていきます。この毛の部分がないと、音をきちんと伝える力が弱くなって難聴になります。

高い周波数の音ほど振動が早く、大きい音ほど振動が強いため、高音部が難聴になりやすく、**とくに4000ヘルツ付近の聴力が落ちやすい**のが特徴です。

騒音が原因で難聴になる場合、大きな音を聞いて一気に聴力が悪くなる音響外傷と、長年騒音を聞きつづけて少しずつ聴力が落ちてくる騒音性難聴の2種類があります。

【騒音で難聴になる2パターン】

音響外傷＝一度の衝撃音で有毛細胞がダメージを受けて聴力低下

騒音性難聴＝長年の騒音で有毛細胞が少しずつダメージを受けて聴力低下

図21　ダメージを受けて抜けた有毛細胞

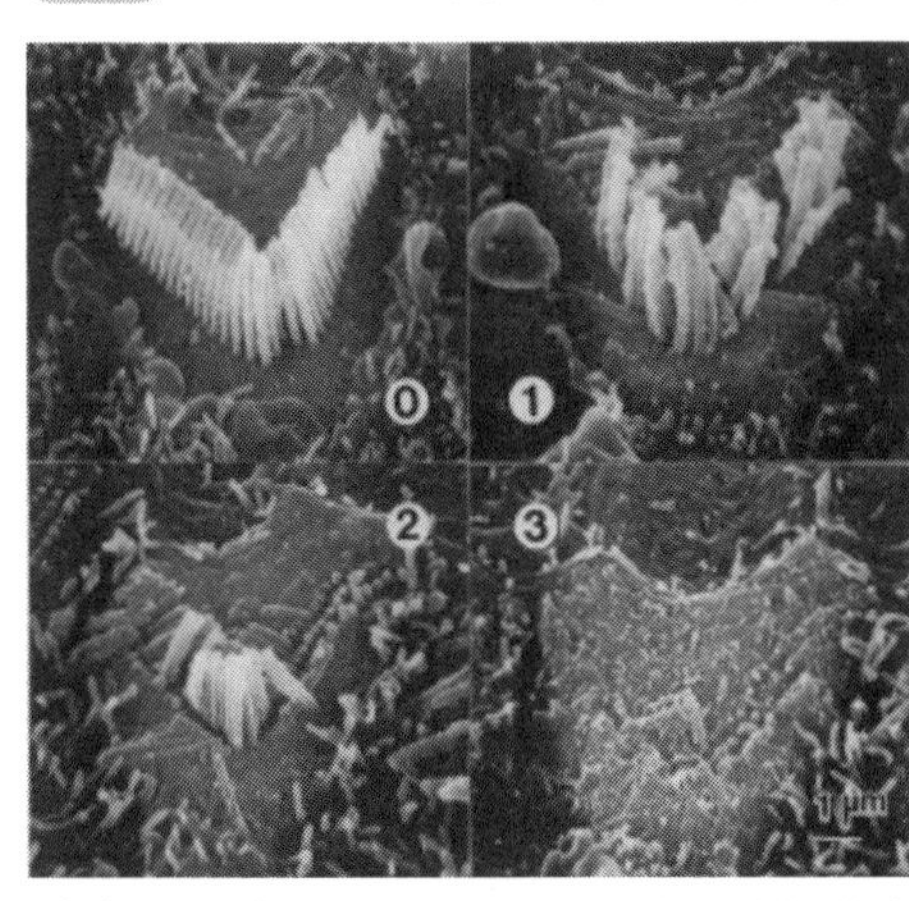

⓪＝健康な有毛細胞

①②③＝騒音によって損傷した有毛細胞

〔出典〕川口和幸「内耳メラニンの有無による音響受傷性の相違」日本耳鼻咽喉科学会会報/95巻(1992)4号

音響外傷は普通の骨折、騒音性難聴は疲労骨折に似ています。

適切な運動は健康な骨をつくるうえで大切ですが、過度な運動や誤った運動は骨を傷めてしまうのと同じことで、適切な音量で会話や音楽を聞くのはまったく問題ありませんが、**大きすぎる音を聞くこと、大きな音量で長時間つづけて聞くことは避けるべき**です。

騒音性難聴では、高齢になって加齢性難聴も加わることでより不便が増します。また、**騒音性難聴では耳鳴りの発生率が非常に高い**です。そのため、退職後静かな環境になってから耳鳴りに悩む人が多くなります。

予防がいちばんで、騒音職場をはじめとして、騒音に対する啓蒙(けいもう)活動も重要です。

✿加齢性難聴——内耳中心の耳の老化現象

誰もが年をとりますが、年のとり方はみな同じわけではありません。とはいうものの、しわやシミができたり、髪（かみ）や皮膚が薄くなったり、と同じような変化が起こります。年をとるほど髪がフサフサしたり、肌（はだ）がきれいになったりする人はいないのです。

加齢性難聴は、動脈硬化や神経の変性、有毛細胞の障害など、内耳を中心とした耳の老化現象による感音難聴全般をすべてひっくるめた病名です。ですから、**一口に加齢性難聴といっても、症状は人によってさまざま**なのです。

典型的な加齢性難聴は、純音聴力検査で左右ほぼ均等な高音急墜（きゅうつい）型や高音漸傾（ぜんけい）型といった高音部の聴力低下を示します。たまに水平型の聴力低下も呈します（52ページ図10）

細かいことをいうと、**右よりも左の聴力のほうが少し悪くなりやすい**です。右手が利き手の人が多いように、耳にも多少の左右差があるようなのです。

難聴が子どもの障害のなかでもっとも頻度（ひんど）の高いものであるのと同様に、加齢性難聴もさまざまな老化にともなう障害のなかでもっとも頻度が高いことが知られています。超高齢社会となった日本では、これから加齢性難聴がどんどん増えていくと予想されます。難聴は誰にも訪れるものなのです。

✿難聴予防の生活習慣のコツは？

誰もが年をとり、やがて死にいたります。その過程で、体のあらゆる機能も低下していくのは仕方のない側面もありますが、できるかぎり機能低下を遅らせたいというのは自然な思いでしょう。

いつまでも若々しい人と、年齢以上に年をとって見える人、年相応の人と、老化には個人差があります。

聴覚も個人差が大きい感覚器です。では、何がこの差を生みだすのでしょうか？

これまでの研究から、**加齢性難聴の約50パーセントは遺伝的な素因による**と見積もられています。すなわち、同じ生活をしていたとしても、どうしても差が出てしまう部分が半分あるということです。

また、当然のことですが、加齢性難聴の**最大のリスクは加齢そのもの**です。エネルギーを代謝(たいしゃ)しながら生きていくなかで、老廃物が蓄積したり細胞のＤＮＡにエラーが出ることは完全には抑えられません。

遺伝ではありませんが、**男性は難聴のリスクが高い**ことも古くから知られています。騒音にさらされる機会が男性のほうが多いことなどが原因として考えられています。

そのほか、寿命が女性のほうが長いことからもわかるように、耳においても**女性ホルモンによる内耳保護作用がある**と推測されています。

さらに、自分では避けることのできない難聴の危険因子(いんし)として人種があります。黒人では、白人と比較して難聴のリスクがわずかながら低いことが報告されており、**メラニン色素に内耳保護作用がある**ためと考えられています。

もっともよく研究されている重要な環境要因は騒音です。アフリカのスーダンのマバン族や南米の孤島などでは聴力が保たれやすく、静かな環境下であるためと推測されています。

ですから難聴の予防にもっとも重要なことは、次の2点になります。

【難聴予防のポイント】

・騒音を避ける

・避けられない騒音を聞いてしまったときは、耳をしっかり休ませる

耳を休ませるには、まったく静寂にする必要はなく、むしろ体全体を休息させることが大切です。

じっとした状態で大きな音を聞くよりも、激しく体を動かしていたり、脱水状態であったりしたほうが聴力は落ちやすいのです。

内耳の疲れは、耳の中に酸化ストレス物質がたまるのも原因であり、健康な血液がしっかり内耳を循環することで、有害な酸化ストレス物質を処理したり、疲れた細胞を回復させるのに必要な酸素や栄養が届きます。

喫煙も難聴の危険因子として注目されていますが、騒音と比較するとその影響は微々たるものです。

アルコール摂取と難聴の関連についても検討がされていますが、喫煙とは対照的に、**適度なアルコール摂取は聴力に対して保護的に作用する**ことが複数の研究で報告されています。

糖尿病、動脈硬化、腎(じん)障害、心循環器系疾患、肥満(ひまん)、脂質(ししつ)異常症などは老化全般に悪影響をおよぼしますが、難聴のリスクも上げます。

こういった病気を予防するためには、規則正しい生活、ストレスコントロール、バランスのとれた食事、適度な運動の継続が重要です。

教育歴も関係があります。**教育を受けた年数が長いほど難聴のリスクは下がります**。教育歴は認知症の発症にも重要ですし、その他さまざまな疾患との関連が報告されています。

教育歴が長いと、健康に対する意識も高くなりやすく、病気の予防や治療に対する理解も深まるため、さまざまなリスク要因に影響するからではないかと考えられています。

まとめると、**体によい習慣をコツコツとつづけながら、騒音を避けて知的好奇心を持って生活をする**、という当たり前のような結論になります。当たり前のことを当たり前につづける、これがいちばんむずかしいことですが……。

✿体と耳によい食べ物とは

「難聴によい食べ物はなんですか？」とよく聞かれます。難聴だけによい、という食べ物はなく、**体によい食べ物は耳にもよい**のです。

揚げ物などの油脂（ゆし）の多い食品、肉類、とくにソーセージ・ハムなどの加工肉はよくありませんし、糖分のとりすぎも禁物です。一方、ナッツや大豆などの豆類、果物、野菜は抗酸化作用があります。

「まごわやさしい」という言葉をご存じでしょうか？　和食でよく使われる食材で、体によいものを覚えやすくした言葉です。私はそれに貝類やレバーをつけ加えるのをおすすめします。

【体と耳によい食べ物「まごわやさしいかれ」】

・「ま」＝豆類
・「ご」＝ごま

・「わ」＝わかめなどの海藻類
・「や」＝野菜
・「さ」＝魚
・「し」＝しいたけなどのキノコ類
・「い」＝芋類
・「か」＝貝類
・「れ」＝レバー

体調を整えるために必須な「微量元素（びりょうげんそ）」というものがあります。鉄、亜鉛（あえん）、銅、マンガン、クロム、セレン、ヨウ素、モリブデンの8種があり、ほとんどが必要量とされる量ぎりぎりの摂取（せっしゅ）しかされていないと推計されています。

鉄欠乏性貧血をはじめとして、鉄分が足りずに体調不良になる方は大勢います。

また、亜鉛欠乏も肌荒れ、味覚障害、うつといったさまざまな症状を引き起こすことが知られていますが、採血検査で亜鉛欠乏と判定される方は約1割強います。

これらの微量元素は野菜類ではとりづらく、魚でも身だけで内臓を残してしまうととれません。しかし、貝類やレバーには比較的豊富に含まれています。

また、**急性難聴でほぼ必ず使用される薬剤としてビタミンB12**があります。神経にとってとくに大事なビタミンということで、難聴だけでなく、さまざまな神経障害でも処方されますが、これもレバーや貝類には多く含まれています。

豆やごまといった種（たね）**、小魚、貝、卵類、乳製品**など、動物でも植物でも体全体を食べることのできる食材や、子孫のための栄養が含まれた食材では、耳や体にとっての栄養を過不足なくとりやすいようです。

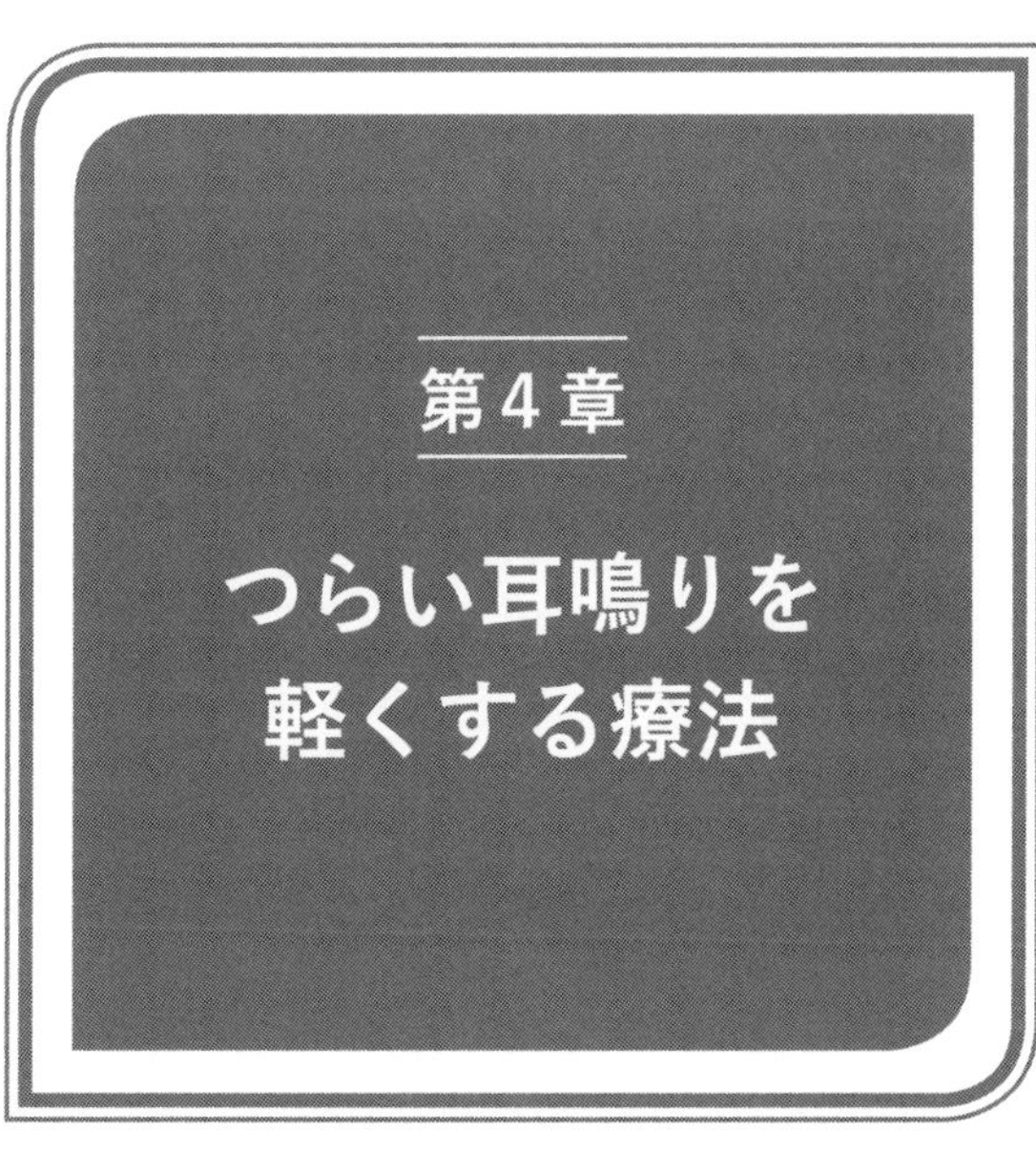

第4章

つらい耳鳴りを軽くする療法

✿難聴は耳鳴りを引き起こしやすい

蟬（せみ）の声、秋の虫の音、どちらも季節を感じさせる音ですが、このような虫が頭の内側にいて鳴きつづけたらどんな感じでしょうか。

「昨日は10匹ぐらいだったのに、今日は1000匹だ」と蟬の数で耳鳴りの強さを表現する人もいます。調律師で耳鳴りになった男性は「Aの音が基本ですが、ときどきGがかぶさるんです」などと音名で表現していました。

実際にはしていない音を感じることを、医学用語では耳鳴（じめい）と呼んでいます。いわゆる耳鳴りです。耳鳴りは、じつは誰の頭の中でも鳴っています。

防音された無響室に入ると、自分の体から発する音以外はまったく聞こえない状態になります。そうすると自分の息の音が驚くほど大きく聞こえますし、トクトクと鼓動（こどう）の音もよくわかります。

その状態で耳を澄ますと、ほとんどの人に耳鳴りが聞こえます。

静かなことを表現するのに「シーン」という表現を使いますが、まさにその「シーン」

図22　年代別の耳鳴りの頻度

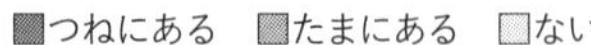

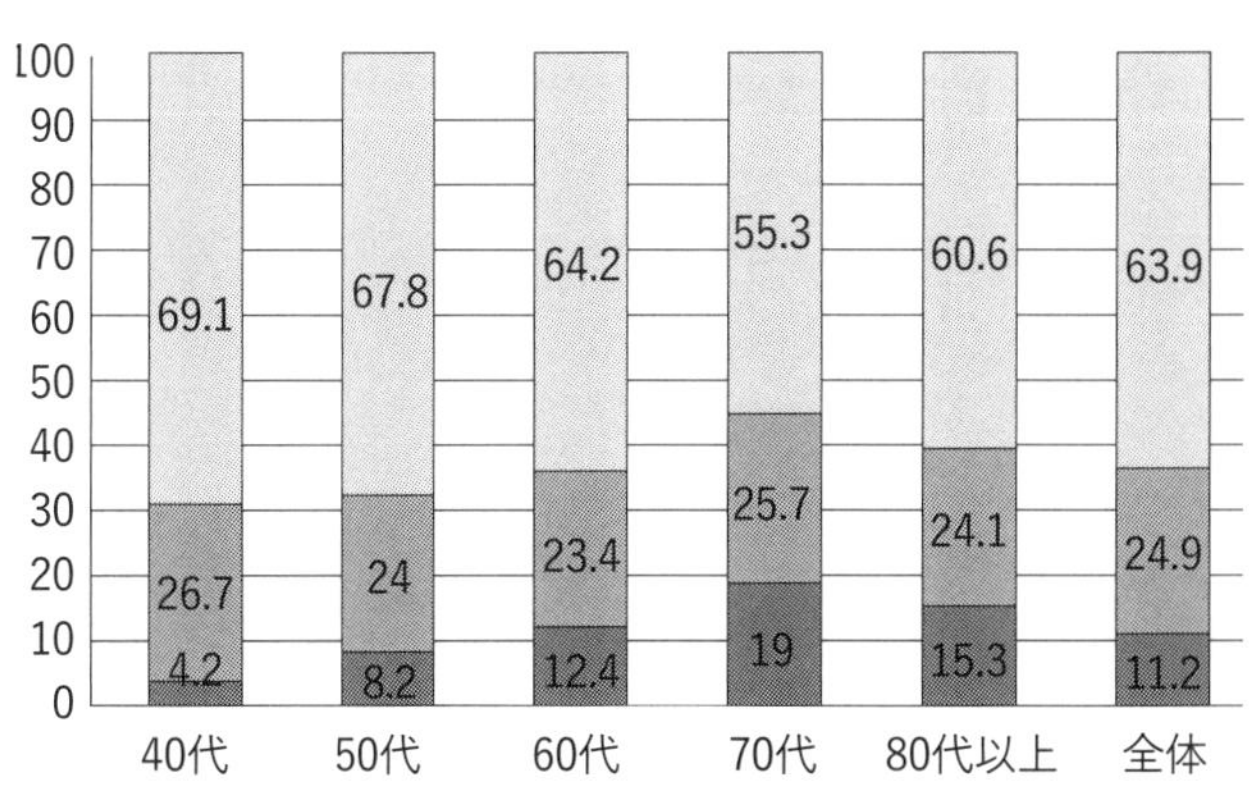

出典）国立長寿医療センター・老化に関する長期縦断疫学研究（第7次調査）

は耳鳴りの音そのものなのです。**難聴になると聞こえる音の情報が少なくなる分、耳鳴りを感じやすくなります。**

ほかにも、**耳の病気などで耳からの危険信号として鳴る場合と、音を認知する脳の領域が活性化して鳴る場合がある**と考えられています。

図22に年代別の耳鳴りの頻度を示しました。耳鳴りを日常生活のなかでも感じる方は案外多く、40歳以上の方の3人に1人はたまには耳鳴りを感じるようです。

つねに耳鳴りを感じる方も1割ほどいます。

✿耳鳴りはなぜつらいのか

耳鳴りがあってもほとんどの人は気にならずに生活できますが、耳鳴りの音をとても不快に感じたり、会話もできないぐらい大きく聞こえたりする方もいます。

じつは音を認知する脳の領域（側頭葉の聴覚野）と、不安を感じる脳の領域（辺縁系）は近い位置にあって、さまざまな感覚の中継地である視床などを介して神経も一部入り交じっています。

そのため、音を認知する聴覚野で耳鳴りをいったん不快な音、不安な音として感じてしまうと、近くにある不安を感じる辺縁系が同期して活性化し、よけいに不快さ、不安が増強するという悪循環におちいるのです（図23参照）。

耳鳴りが気になる（聴覚野が活性化）

↓

眠れない　不安になる　イライラする（辺縁系が活性化）

図23　耳鳴りが不安・不快を強化するしくみ

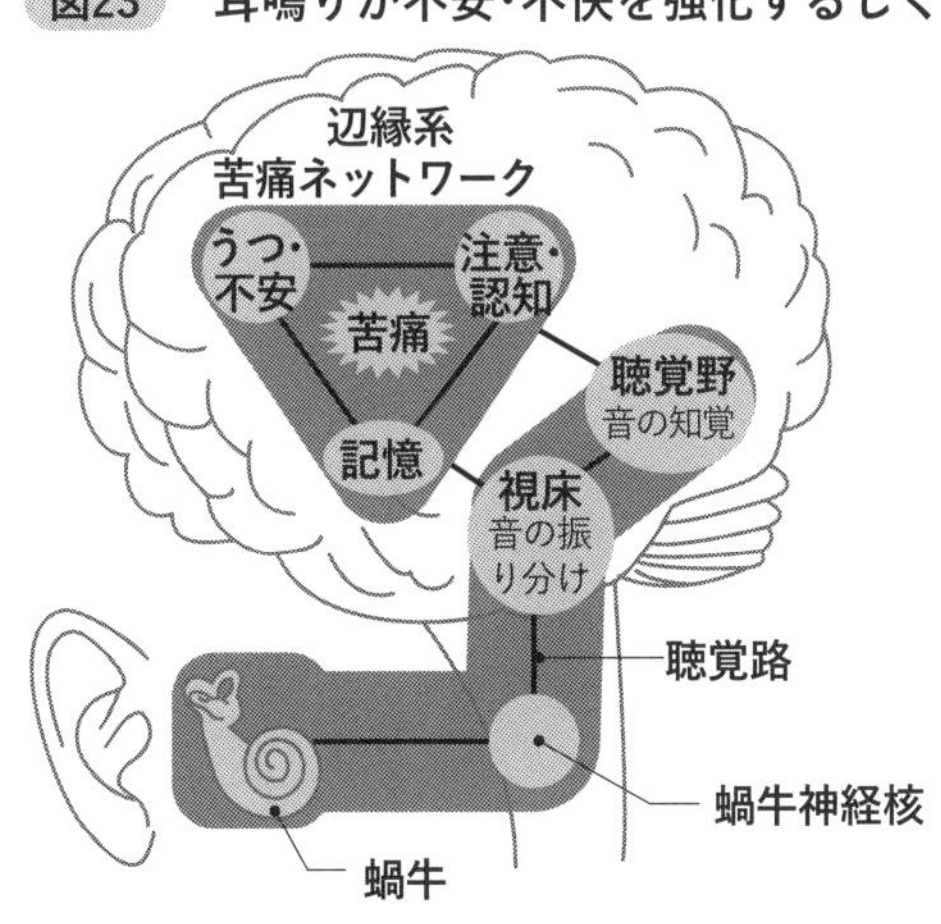

脳の中で、音を認知する聴覚野と、不安を感じる辺縁系の位置は近く、神経も一部入り交じっている。
そのため、聴覚野で耳鳴りを認知すると、近くの辺縁系も活性化し、不快感や不安感が増してしまう

〔出典〕小川郁「聴覚異常感の病態とその中枢性制御」より一部改変

このループをくり返しているうちに、耳鳴りがすると反射的に、不眠・不安・イライラを感じるようになります。

だから、眠れないときにいったん耳鳴りが耳につくとよけいに眠れず、それに意識が向いてしまうことによって、さらに耳鳴りも大きく聞こえてきてしまうのです。

聴力は加齢とともにどうしても落ちていきますが、**耳鳴りは先の図22からわかるように70代がピークで、80代以上では感じる人が少し減っています。**

これは、内耳だけでなく聴覚野も機能がおとろえてくるため、耳鳴りも聞こえなくなる

のだと考えられます。視床の一部が脳梗塞になったら、長年鳴りつづけていた耳鳴りがピタリとやんだという話もあります。

一方、難聴がないのに耳鳴りを感じる人もいます。辺縁系や視床が異常に興奮していることによるものと考えられます。耳鳴りに不眠やうつ症状を合併していることもあり、そのような場合は、抗うつ剤が有効です。

「耳鳴りがする」との訴えで受診された方で、よく聞くと、私にもその音が聞こえることがたまにあります。聴診器などで聞くと、筋肉や血管の音が実際に聞こえるのです。

まれに子どもで内耳が元気すぎる場合、**有毛細胞が内耳で振動している音が外にまでかすかにピーと聞こえてくる**ことがあるそうです。

こういう耳鳴りは「客観的耳鳴」と呼び、本当の耳鳴りとは異なります。

とくに多いのは脈と同じリズムで「ザーザー」などと聞こえる「拍動性耳鳴」です。拍動性耳鳴では、動脈硬化で硬くなった血管の中を血液が流れる音を聞いている可能性があります。

高血圧や脂質異常症がある場合は、コントロールが重要です。急に大きくなってきた拍動性耳鳴では、精査をすると動脈瘤などが見つかることがあります。

✿耳鳴りは大きさよりも苦痛度がポイント

耳鳴りの大きさや音色を測定する耳鳴り検査は、聴力検査用の機械から出るいくつかの音のなかから耳鳴りによく似た音を選んでもらって、耳鳴りがちょうどわからなくなる程度の大きさか、耳鳴りと同じと感じられる大きさを本人に決めてもらっておこないます。難聴の強い人は当然大きな音になりますし、難聴のない人では小さくなります。

耳鳴りは大きいほど、長時間つづくほど、苦痛も強いと勘違いしている人がいます。ところが耳鳴りが小さくても、ときどきしか鳴らなくても、苦痛に感じる人は感じるのです。

どのような耳鳴りだったら苦痛に感じやすいのか調査した報告では、大きさも音色も苦痛度には関係しないという結果でした。

そのため、**耳鳴りの訴えがある人では、聴力検査や耳鳴り検査とあわせて、耳鳴りの苦痛度がどれぐらいか評価することが重要**です。検査では耳鳴りの具体的な数値を計りますが、苦痛度は本人にしかわからないので、問診で聞くしかありません。

耳鳴りのある患者さんがよく訴えるような内容をスコア化した問診票があります（図24）。

「耳鳴りのために集中できない」
「耳鳴りのせいで寝つけない」
「耳鳴りから逃れられないと思う」
「ストレスがあると耳鳴りが大きくなる」

といった項目に「よくある」「たまにある」「ない」の三択で答えていくと、百点満点中の苦痛度スコアが出ます。得点が高いほど、苦痛度が高くなります。

耳鳴りで苦しんでいる患者さんにとっては答えるのも嫌な気持ちになる問診票ですが、どういうときに耳鳴りが気になりやすいのか、逆に気にならないのか、といったことが整頓（せいとん）でき、また、治療経過も可視化されて役立ちます。

耳鳴りを感じる人のほとんどは、耳鳴りがしてもそれほど苦痛に感じず、やりすごすことができます。

図24　耳鳴り苦痛度の問診票

	よくある	たまにある	ない
①耳鳴りのために何かに集中できないことがありますか?	4	2	0
②耳鳴りが大きいために人の話を聞くことができないことはありますか?	4	2	0
③耳鳴りのために怒りを感じることがありますか?	4	2	0
④耳鳴りのために頭が混乱してしまいますか?	4	2	0
⑤耳鳴りのため絶望的な気分になりますか?	4	2	0
⑥耳鳴りについてよく愚痴をこぼしますか?	4	2	0
⑦耳鳴りのために寝つけないことがありますか?	4	2	0
⑧耳鳴りから逃れることはできないと感じますか?	4	2	0
⑨耳鳴りのため余暇(たとえば食事に出かけるなど)を楽しむことができませんか?	4	2	0
⑩耳鳴りにより欲求不満を感じますか?	4	2	0
⑪何か重篤な病気があってそのために耳鳴りがしているような気がしますか?	4	2	0
⑫耳鳴りのため生活を楽しむことができませんか?	4	2	0
⑬耳鳴りのため仕事や家事を充分することができないことがありますか?	4	2	0
⑭耳鳴りのため悩んでしまうことがありますか?	4	2	0
⑮耳鳴りのため読書に困難を感じますか?	4	2	0
⑯耳鳴りのため気分が悪くなることがありますか?	4	2	0
⑰家族や友人とつきあううえで耳鳴りが問題となることがありますか?	4	2	0
⑱耳鳴りから注意をそらしほかのことに集中することが難しいときがありますか?	4	2	0
⑲耳鳴りを自分ではどうすることもできないと感じることがありますか?	4	2	0
⑳耳鳴りのため疲れることがありますか?	4	2	0
㉑耳鳴りのため憂うつになることがありますか?	4	2	0
㉒耳鳴りのため気が休まらないことがありますか?	4	2	0
㉓耳鳴りにはこれ以上我慢できないと思うことがありますか?	4	2	0
㉔ストレスがあると耳鳴りは大きくなりますか?	4	2	0
㉕耳鳴りのため自信が持てなくなることがありますか?	4	2	0

計　　　　点

しかし、耳鳴りを非常に大きく感じて気になってしょうがない、ひどいと自分の頭をかち割りたいほどで、夜も耳鳴りのせいで眠れない、という人もいます。

ただ、検査で測定する耳鳴りの大きさと、本人が感じている耳鳴りの大きさ加減には相関がありません。

耳鳴りの苦痛度は基本的に本人にしかわからないのです。

耳鳴りの鳴りはじめは、急に鳴り出す場合となんとなく鳴り出す場合に分かれます。多いのは頭を打った後や耳の病気にともなって鳴り出す、というパターンです。

頭を打つと内耳も衝撃を受けて、難聴とまではいかなくても耳鳴りがはじまることがあります。なんとなく鳴り出した耳鳴りよりも、急に鳴り出す耳鳴りのほうが苦痛度は高いですが、急に鳴り出した耳鳴りは小さくなることも多いものです。あわてず耳鼻咽喉科(じびいんこうか)の治療を受けましょう。

✿耳鳴りの三大療法――理解・音響療法・薬物療法

耳鳴りがすぐによくならないと「このままずっとこの耳鳴りがつづくのか?」と不安になります。その**不安が耳鳴りをいっそうひどくします**。

耳鳴りは鳴りはじめがもっともきつく、その耳鳴りがつづいたとしても、**耳鳴りへの対処方法を講じることでほとんど気にならずに生活できるようになる**ので、あまり思いつめないでください。

しかし、耳鳴りのひどい人では、先に述べたように不安を感じる脳の領域(辺縁系)も活性化しているため、耳鳴りと不安・不眠の悪循環にはまりこんでしまいます。まずはその悪循環を止めることが必要です。

そのための**三つの柱が耳鳴りの理解・音響療法・薬物療法**です。

【耳鳴り解消の三大療法】

①耳鳴りの理解

いままでに述べてきたような**耳鳴りの機序(メカニズム)を説明するだけで、耳鳴りが気にならなくなる人は大勢います**。これが耳鳴りの理解です。

知識によっていま、自分の身に何が起こっているのかわかると、耳鳴りに対する不安が小さくなるのです。

②音響療法

つねに耳鳴り以外の音を聞くようにすることで、耳鳴りに気づきやすい状態を減らし、耳鳴りによる悪循環を断ち切る治療方法です。くわしくは次項で解説します。

③薬物療法

薬物を使わざるをえないほど、耳鳴りの苦痛度が高い患者さんには、抗不安薬、抗うつ薬を処方しています。不眠のある人には睡眠薬も有効です。

耳鳴りを消す、ということに固執（こしつ）する患者さんがいます。残念ながら、**確実に、すぐ、耳鳴りを消す方法はありません。**耳鳴りを小さくしたり、なくすことにこだわってしまうと、結局いつまでも耳鳴りに慣れることができません。

耳と心の両方をケアする心療耳科を専門として10年以上になりますが、一時は耳鳴りに悩んだもののその後耳鳴りを受け入れることができるようになり、耳鳴りをほとんど気にせず生活できるようになった人たちはたくさんいます。

そのなかには「ある日、耳鳴りが聞こえていないことにふと気づいた」という人もいました。

禅問答ではありませんが、**耳鳴りを消すためには、まず耳鳴りが消えなくてもいいという心境にいたる必要がある**のです。

✿音響療法のポイント――耳鳴りを目立たせない・耳鳴りに慣れる

音響療法は難聴がある場合、ない場合で方法が変わります。

【難聴がある場合】

難聴と耳鳴りの両方がある人では、補聴器の使用をおすすめします。

難聴があると、その分、脳の聴覚野へ届く音情報が少なくなります。そうすると聴覚野が「こんなに音が少ないのはおかしい」と異常を感じて活性化し、ふだんは聞こえていない耳鳴りを感じやすくなります。

そのようなタイプの耳鳴りでは、**補聴器をつけるだけで耳鳴りが消えたように感じる人**もいます。補聴器がそれまで聞こえていなかったいろいろな音を耳に入れてくれるのです。

補聴器を外して耳鳴りを探すと耳鳴りを感じはしますが、一日中補聴器をつけて耳鳴りを気にしないことで、外したときもほとんど気にならなくなったという人もいます。

【難聴がない場合】

難聴がない耳鳴りに対する音響療法には、三つの考え方があります。難聴があっても、補聴器をしたうえでこれら三つの考え方を意識すると、耳鳴りに慣れやすくなります。

一つめは**耳鳴りをできるだけ目立たなくする**、という考え方です。

耳鳴りは静かなところでよく聞こえます。反対に騒がしいところではほとんど聞こえなくなるのが普通です。耳鳴りの音を聞けば聞くほど、耳鳴りを気にすればするほど、耳鳴りの苦痛度は高くなりやすいのです。

一度できるようになったことを完全に忘れることはありません。たとえば自転車に乗れるようになったら、しばらく乗っていなくても乗れます。乗れなかった自分に戻ることはまずありません。

耳鳴りも、それが聞こえてきたということは、「聴覚野で耳鳴りを聞いてしまう神経回路ができてしまった」からで、だからなかなか消えないのです。

静かなところでは耳鳴りが際立(きわだ)つため、耳鳴りを意識しやすくなってしまいます。まずは**静寂を避け、耳鳴りを意識してしまう時間をなるべく減らします**。

好きな音楽やラジオをかけっぱなしにするなど、なんでもいいのですが、**無意味な音、広い範囲の高さの音が混ざって流れるノイズがより効果的**です。川の流れる音や波の音、滝の音などの環境音は、ＣＤでもインターネットでも入手できます。わざとノイズをいれてある音楽ＣＤも耳鳴り用に販売されています。

二つめは**耳鳴り音へ慣れやすくする**という考えです。

頭の中で鳴る音にはなかなか慣れることができません。電車や飛行機の中などうるさいところでも、長時間いると初めよりも気にならなくなります。実際に鳴っている音のほうが慣れやすいのです。それを利用し、前述したようなノイズ音を常時聞いて、耳鳴りの音に慣れやすくします。

ノイズ音は、**低い周波数の音から高い周波数の音までまんべんなく混ざったホワイトノイズ音がとくに有効**とされています。

ラジオで周波数をどこにも合わせないときに流れてくるザーという音や滝の音は、ホワイトノイズとよく似た特性を持っています。

自分の耳鳴りもよく聞くと聞こえるけど、ノイズ音も聞こえる、というぐらいのボリュームが最適です。この程度なら有毛細胞を傷めることはありません。

三つめは**音を通じたリラクゼーションをおこなう**という考えです。

耳鳴りに意識が集中していると、つねに聴覚野は苦痛という反応を受けてしまいます。**できるかぎり自分の好きな、リラックスできる音に意識を集中**しましょう。

リラクゼーションを目的とした音楽もあります。普通の音楽だとメロディーが頭に残ってしまいますが、フラクタル理論（全体と部分の形が似ているという自然界の自己相似（そうじ）性を活用した数学理論）を使って、ランダムな鐘のような音がずっと鳴りつづく、といった音楽が流れる装置もあります。

耳鳴りの人に聞きやすいような**雨の音、海の音、小鳥のさえずりなどを気分によって選べるようなアプリ**もあります。補聴器メーカーが無料で提供しています。

私が耳鳴りの患者さんに音響療法をおこなう際は、難聴がなければ自分でこのような環境を整えるようにお伝えします。

しかし、つねに耳鳴りが気になるため、音響療法のためのノイズや音楽を仕事中や睡眠中も流さないと困ってしまう、という場合には、**ノイズや音楽が出るタイプの補聴器**を使用してもらうこともあります。

補聴器であれば、耳にとって有害にならないレベルに音量をきちんと設定できますし、職場でも使用しやすいからです。

✿音に追い詰められてしまう「聴覚過敏」

耳鳴りを強く感じやすい人のなかには、聴覚過敏をともなっているケースもあります。**聴覚過敏とは、たいていの人にとってはうるさくない音でもわずらわしく感じてしまう症状**です。

感覚過敏には、光や色、すばやい物の動きに敏感な視覚過敏、香水などで気分が悪くなってしまうような嗅覚過敏、熱いもの・からいものなどが苦手な味覚過敏、触られたりするのが嫌いな触覚過敏など、さまざまなタイプがあります。**聴覚過敏はもっともよく見**

られる感覚過敏です。

人間は視覚に頼ることが多いですが、目はつぶって刺激を遮断(しゃだん)することができます。実際に、寝ているときはずっと目を閉じています。つまり、視覚過敏があったとしても、目は好きなときに休めることができます。

しかし、耳は耳栓をしなければ刺激を遮断できませんし、そもそも寝ているときに頼りになるのは聴覚です。暗闇であやしい物音がしたら、パッと目を覚まして、逃げないといけない状況かどうかを判断しなければいけません。

耳は、聞きなれない音がした場合、自動的に興奮状態になるようなしくみになっているのです。逆もしかりで、**不安を感じているときには、小さな物音でも「なんだ?」と反応しやすくなります。**

このように、聴覚過敏の人は耳を休めることがなかなかできません。四六時中音の刺激にさらされつづけていると、掃除機をかけられない、車の運転ができない、など日常生活に支障をきたすこともあります。

うつ病や自閉症といった精神疾患では、聴覚過敏が起こりやすいことが知られています。また、眠れない夜に物音や耳鳴りが際立って感じられやすいのはそのためです。

✿リラックスできれば耳鳴りも軽くなる

耳鳴りを強く感じる人は、自律神経が乱れていることもあります。交感神経ばかりが反応しやすいと、よけいにイライラを感じやすくなるのです。副交感神経が優位になり、リラックスすると、耳鳴りや聴覚過敏も和らぎます。

自律神経は昨今よく見聞きする言葉ですが、次のようなものです。

人間の体には意識して動かせる部分と、自動的に調整されている部分とがあります。たとえば、心臓の鼓動は意識して止めることはできません。このような自動的な調整をおこなっている神経を自律神経といい、交感神経と副交感神経の２種類があります。

一般に、**交換神経は興奮した状態、副交感神経はリラックスした状態で活性化**します。交感神経と副交感神経は表と裏のような関係で、交感神経が鼓動を速めたり血圧を上げたりする一方、副交感神経は鼓動を遅くしたり血圧を下げたりします。

興奮した状態とは、獲物を見つけてとらえたり、敵から逃げたりするときにエネルギーを使って体を俊敏に動かすための状態のことです。適度な興奮状態は気持ちもシャキッとし、代謝(たいしゃ)をよくするためにも必要ですが、過度な興奮は健康全般を損(そこ)ねる原因になります。**短い時間でも極端な興奮状態が起こると、脳や心臓の血流障害で突然死を引き起こすこと**もあります。

早朝は、睡眠中の副交感神経優位の状態から急速に交感神経優位の状態に切り替わる時間帯なので、そこで気分が悪くなって倒れる人が多いとされています。また、スポーツ時の体調不良にも、交感神経の過度の興奮が関わっていることがあります。

交感神経のちょっとした興奮がずっとつづくのも問題です。

現代社会では生命の危機に関わるようなストレスは減っていますが、対人関係や仕事のプレッシャーなどで、**逃げ出すことのできない慢性(まんせい)的なストレスがかかりやすい**といわれています。

交感神経優位な状態が長期間つづくと、寝つきが悪い、目が覚めやすいといった睡眠の問題や、動悸(どうき)、冷や汗、息苦しさ、ふらつきなども起こしやすくなります。

深呼吸、食事、ストレッチや散歩などの軽い運動は、交感神経優位な状態を副交感神経優位に切り替えるのに有効です。

深呼吸のやり方では、スキージャンプの葛西紀明選手の「レジェンドブレス」がとても理にかなった呼吸方法でわかりやすいので、ご紹介します。

【レジェンドブレスのやり方】

①鼻から息を思いきり吸い込み、肺をふくらませる
②そのまま5～10秒間、息を止める
③さらに息を吸い込み、５秒間息を止める
④口角を上げ、歯の隙間から少しずつ息を吐く

心臓の動きは意識して操ることはできませんが、肺は意識的に操作できる一方、自律神経でも操作しています。**肺の中には自律神経の受容体があり、ゆっくり大きく呼吸することとは交感神経を鎮める**方向に働くのです。

肺が大きく膨らむほど、またその時間が長いほど効果的なので、深く息を吸い込んでいったん止め、さらに頑張ってもう一吸いしてから、少しずつゆっくり吐き出すというのは本当によい方法だと思います。

私自分、レジェンドブレスをやりながら自分の脈をとってみると、ちょっと遅くなるのがわかる場合もあるほどです。

食事も副交感神経を優位にします。ただ、胃袋がいっぱいになるのはよいのですが、やけ食いにつながるので、気をつけないといけません。

そもそもストレスで過食や拒食、その両方をくり返す摂食障害になることもあり、食事でリラックスしようというのは諸刃の剣ともいえるでしょう。

ストレッチも、筋肉を伸長するという刺激が副交感神経を優位にする方向に働きます。また、適度な運動で一時的に交感神経優位になった後にクールダウンで深呼吸をしながらストレッチをすると、さらに強制的に副交感神経へ切り替わりやすくなります。

お風呂の後のストレッチも同様です。マッサージもストレッチと同様の効果が得られます。

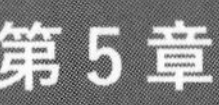

聞こえない苦しみを乗り越えるヒント

✿耳の障害はコミュニケーションの障害

忘れられない患者さんがいます。

その人、Sさんは65歳の男性でした。

幼少時に慢性中耳炎で両側の手術を受けましたが、耳漏が完全に落ち着くことはなく、少しずつ聴力も低下し、30代から骨導のメガネ型補聴器を使用していました。

古くなった補聴器の買い替えにあたり、耳鼻咽喉科での診察を補聴器店よりすすめられて、国立長寿医療研究センターの耳鼻咽喉科を受診されました。50代後半の頃で、耳鼻咽喉科を受診するのはじつに10年ぶりとのことでした。

手術は大学病院でおこなっていましたが、子どものときなので、以降、近所の開業医を転々としていたそうです。耳鼻咽喉科は検査や処置の多い科なので通常、診察時間は非常に短く、5分診療どころか3分診療のことも多いものです。充分な説明もなく、いつまで通っても耳漏も治まらないので、通院をやめてしまっていたそうです。

私が検査したところ、ちょうど聴覚障害に該当するかどうかという聴力でしたし、耳漏もひどかったので、きちんと通院しながら検査をくり返す必要性をご説明しました。

しばらく定期的な通院処置をつづけることによって、耳漏は完全には止まりませんでしたが、枕元を汚すことはほとんどなくなりました。


そのときは結局、聴覚障害には該当しませんでしたが、今後年齢とともに難聴が進行することが予測されます。その際にはすみやかに手続きができるように、また耳漏の管理も考えて、ひきつづき3ヵ月に一度程度の通院をおすすめしました。

その後5年間、ずっと通院をつづけていただきました。難聴は少しずつ進行し、Sさんが60歳になった頃に聴覚障害者になりました。

難聴が高度になってくると、メガネ型補聴器では充分な音量が得られないので、保険適用となったばかりの埋め込み型の骨導型補聴器の手術を受けてはどうか、と提案しました。

しかし、大学病院への通院は時間的、経済的に苦しいということで、断念されました。

では代わりにと、メガネ型ではなく、イヤモールド（オーダーメイドの耳栓）つき耳かけ型補聴器への変更を提案し、申請の手続きをおすすめしました。

ところが、5年間ずっと欠かさず予約日に受診していたSさんが来なくなったのです。

ほどなく、自宅で縊死（いし）しているのが発見された、との連絡がありました。

数年前に奥様を亡くし、退職したばかりで、さまざまな要因があったと思うのですが、

「もう少し聞こえの状態がうまくいっていたら……」

「もう少し私にSさんの心のケアができていたら……」

と、悔（く）やまれてならないのです。


命を絶つことはなくても、難聴のために好きだった旅行にいけなくなった、習い事をやめてしまった、友だちと食事にいってもつまらない、と気分が落ち込む方は大勢います。

難聴は独りきりで生活している分には、視覚障害や肢体（したい）障害といったほかの障害の方ほど不自由はありません。

難聴でもっとも困ることは、他者との会話コミュニケーションが不便になることです。

難聴の方の体験記などにも**難聴の生きにくさ、困難は、難聴そのものよりも人との関係から強く生じる**ことが指摘されています。

✿会話が自由にできないつらさ

難聴は「外国にいる状況」と似ているかもしれません。よほど堪能（たんのう）な人でないと、外国語はところどころしか聞き取れません。

外国語で話しかけられたとき、何度も聞き返すのは気がひける、とこんなふうになってしまった経験のある人もいるでしょう。

- よくわからなくても、わかったふりをしてしまう
- ほとんどわからなくても、愛想笑い（あいそわらい）をしたり、相槌（あいづち）を打ってしまう
- 書いてあるものを見たほうが聞き取るより楽なので、なるべく会話を避ける

聞こえの悪い人も同じような反応になりがちです。しかし、外国にいる状況とは決定的に違うことがあります。外国語は接しているうちに上達していきます。

一方、難聴では、**むしろ聞き取れないことが難聴の進行とともに増えていく**のです。し

かもそれが母国語で起きているのです。

難聴があっても、心理的なダメージの大きい人と小さい人がいます。元来その人が持っていたコミュニケーション能力や性格にも影響されますし、周囲の状況も大事です。会話好きの人は難聴によるダメージを強く受けます。もともと会話が少なく、独りで黙々(もくもく)と何かをやることが好きな人は、あまり気にしないようです。

難聴でもっとも困るのは会話コミュニケーションと書きましたが、そもそも、会話コミュニケーションは何のためにおこなうのでしょう？

会話コミュニケーションの目的には次の二つがあります。

・情報の伝達
・会話のための会話

この「会話のための会話」は、ふだんあまり意識されていないと思いますが、お互いの親密性を高めるために重要な役割を果たしています。

よく「話が合う」といいますが、これは会話が途切れることなくつづくときの楽しさ、会話が盛り上がる喜びをいっているのではないでしょうか。逆に、なつかしい友人に久々に会っても会話がうまくつづかなく途切れがちになると、再会の喜びも半減してしまうかのような寂しさを感じたりします。

こうした会話の場において、難聴が高度でなく、一見すると問題なく会話ができているように見えるときでも、聞こえにくさを抱えている人はさまざまなことを感じています。

聞き違い・聞き落としのために話がよくわからない焦り。

みんなが笑っているときになぜ笑っているのかわからず、自分だけ取り残されたような孤独感。

そして、そんな難聴のつらさや悩みを理解してもらえない絶望感……。

中国文学者で難聴だった入谷仙介は次のような言葉を残しています。

「聴覚障害のゆえに言語を与えられなかったのがろうあ者であり、そのゆえに言語コミュニケーションが困難なのが難聴者であり、一度与えられた言語コミュニケーションを奪われたのが中途失聴者である」

「聴覚障害者の存在は、人間の本質へのきびしい問いかけであり、聴覚障害者が人間でありえないような社会は、完全な社会とはいえないであろう」

この言葉は1975年に出版された『音から隔てられて』(岩波新書)のまえがきに書かれています。聴覚障害についての一般書がまだ国内には一冊もなかった時代、この本は難聴者の心の叫びを世に問うた嚆矢となりました。

そこには、対話の自由が剥奪された苦しみが綴られています。

✿難聴は性格をも左右する

難聴が軽いと本人も「自分が難聴だ」という自覚がとぼしく、まわりに指摘されて初めて気づく、ということがあります。

また、**まわりの空気を気にする人は軽度の難聴でも負担を感じやすく、そうでない人は中等度の難聴でもあまり気にしない**、と人によって難聴のとらえ方は百八十度変わります。

在野の日本思想史研究者として活動する津名道代さんは幼少時に難聴になりました。勉強に励んで大学へ進学し、司書として働いたのちに全国難聴者連絡協議会(現:一般社団法人全日本難聴者・中途失聴者団体連合会）の創立にも尽力された方です。

津名さんの体験で次のようなものがあります。詳細はわかりませんが、低音部の聴力は当時保たれていたのではないかと思います。聞こえたり聞こえなかったり、という程度の難聴だったようです。

小学校の校庭で立っていた津名さんは、先生からの指示が聞こえなかったため、それに従えませんでした。すると、

「聞こえないなら聞こえないといえ！」

と先生に怒られたというのです。

しかし、**聞こえない人にとっては、何が聞こえていないかはまったくわからない**のです。

補聴器外来にきた患者さんでも、いやいやながら補聴器をつけはじめてから、いかに自分が聞こえていなかったかに気づく人がいます。

難聴者は外見的には健聴者とまったく同じです。難聴の度合いが軽ければ、聞こえが悪いことは周囲の人にもわかりません。その結果、このような行き違いがだんだんと積み重なっていき、人との会話を避けるようにもなります。

20年ほど前、言語発育は正常な中等度の難聴のお子さんに、補聴器をつけさせたことがあります。現在では中等度以上の難聴がある子どもが補聴器をつけるのは基本となっていますが、2000年頃はまだそのような考えは一般的ではありませんでした。

熱心なお母さんだったので、よいデジタル補聴器も出てきたし一度試してみましょうと装用させてみたのです。

補聴器をつけて2週間たつと、その子の性格が変わりました。

おとなしく無口な子だったのに、とてもおしゃべりで快活な子になったのです。当時5歳でしたが、その後、難関国立大学へ現役で合格したと聞きました。

おとなしく無口だったのは、その子の性格ではなく、難聴のせいだったのです。

一見困っていなくても、難聴に対処することがいかに重要か、強く実感させてくれた事例です。

本人もまわりもどれぐらい聞こえていて、どれぐらい聞こえていないのか判断がつきかねるのが、このレベルの難聴の怖いところです。**決して難聴を過小評価しない態度が大事**です。

✿「自分は誰なのか」という寄るべなさ

難聴はアイデンティティーそのものにも影響します。

人間は一人では人間とはいえません。人が二人いて、二人の間にコミュニケーションがあるから、「人」に「間」がついて人間になるのです。

難聴は、人と人との間でおこなわれるコミュニケーションの根幹に関わる問題です。

軽度の難聴がある人、健聴者でも中枢性の聴覚障害によって言葉が聞き分けにくい人、片側難聴の人などは、難聴があっても、なんとか生活に支障はきたさずに生活できます。しかし、ともすれば**聞き漏らしがあるため、小さなコミュニケーションのすれ違いによるストレスがどんどん蓄積していきます。**

また、健聴者と同じように生活できていても、健聴者のようには聞き取れないための疎外感が生じます。

まったく聞こえないわけではないので、聾者とも違う。**健聴者でもなく聾者でもない、という葛藤**も生まれます。

と同時に、その葛藤と折り合いをつけ、**自身の難聴を、いつ、どのように受け入れ、補聴器などのデバイスを使いはじめるかという別の葛藤**もあります。補聴器を使いたくないという人には、このような「難聴を受け入れがたい」思いがあるのではないでしょうか。

一方、難聴が進んで、自分は聞こえが悪いという自覚とともに生活を軌道修正していった人も、**健聴者に対する劣等感、「耳さえもっと聞こえれば」という思いにさいなまれます**。それは複数の健聴者の会話コミュニケーションにうまく入っていけないときに、もっとも強くなります。

また、手話を母語とする聾者（２３９ページ〜参照）や難聴者同士の人間関係がメインのコミュニティーに属している人も、やはりマジョリティである健聴者への複雑な思いにとらわれるでしょう。

しかし、個人対個人で考えれば、お互いに伝えたい気持ちがあるかどうか、相手を思う気持ちがあるかどうか、まずはそこに尽きます。

✿声が聞こえないと孤独を感じる

自分の体すら見えないような暗闇を体験したことはあるでしょうか？

昔、洞窟探検に参加した際に、ガイドの人が懐中電灯を消して、暗闇を味わう数分間を体験したことがあります。

聴覚が鋭くなり、自分の息やかすかな物音も大きく感じたのを覚えています。

ちなみに、暗闇で聴覚がより鋭敏に感じられるのは感覚的なもので、実際には真っ暗闇より明るい状態のほうが聴力検査の結果はわずかによくなることが報告されています。

最近ではこのような暗闇体験ができる「ダイアログ・イン・ザ・ダーク」というイベントも開かれているようです。

暗闇で、知っている人の声が聞こえると安心感がわきます。逆に、耳慣れない音には不安を感じます。暗闇での会話を「実体のない魂同士の会話のように感じた」という人もいます。

一方、**難聴のある人は会話が聞き取りにくいと、自分だけガラスの箱に閉じ込められて**

いるように感じます。外はよく見えているのに、透明のガラスで、自分だけその場の空間から隔絶されているようなもどかしさを感じるのです。

表情と声はどちらも感情を伝えますが、より大事なのは声のほうといえそうです。**人は表情が見えても声が聞こえないと孤独を感じ、表情が見えなくてもやさしげな声で話しかければ安心する**からです。宗教を紐解(ひもと)いてみても、姿を現さず声だけの神はたくさんいます。

人間は主に「顔」と「声」で個人を識別しています。親しい人、親しくはないが知っている人、知らない人、敵に分類し、とくに親しい人と敵に対しては、個人を認識すると同時に、安心または不安といった感情も生じます。

しかし、難聴では充分な音声情報が伝わらないために、脳の音声処理がうまくいかず、声のトーンが異なって聞こえる場合もあります。

たとえば、冷たい声や怒った声に聞こえてしまうことで、知らず知らずのうちに、「あの人は苦手だ」と感じて避けるようになってしまう……。**難聴ではこのように、声による親しみが薄れやすい**点に留意しなければなりません。

耳が遠い人が感じやすい孤独の背景には、このような脳のメカニズムも隠されているのです。

✿ 一度は聞き返す勇気を持つ

ところどころ聞こえなかったのに、笑って曖昧(あいまい)な返事をする人がいます。**「聞こえないので、ゆっくりはっきり話してくれませんか」**と思い切って頼みましょう。

ところどころ聞き取れた内容をつなげて、こういうことをいっているのだろう、と推測することは誰もがおこなっています。

しかし、難聴のある人ではこれがかなり広範囲となるため、集中して話を聞き取るだけで疲れきってしまいます。そうすると話を深く理解し、相手に返事を返すところまで頭が回らず、とにかく気疲れしてしまうのです。

「聞き返すことが嫌でしようがない」「聞き返すくらいならがまんしたほうがいい」という人がいます。思い切っていってみたほうが楽になるのに、もったいないことです。

何度も聞き返すのは大変ですが、**一度は聞き返す勇気を持てるとよい**と思います。聞こえないことをごまかすことで誤解が生じ、それが原因でさらに無意識的ないじめともいうべき状況が生じるのです。

聞こえないことをごまかしていると、やがて自分も他人もごまかしてしまい、物事を曖昧なまま受け入れてしまうようにもなりかねません。**曖昧な状況で適切な言動がとれないと、自分らしさが失われて、よけいにつらくなります。**

「私は耳が聞こえにくい」と難聴をカミングアウトするのはハードルが高いかもしれませんが、聞こえているふりをしているうちは、相手は難聴に気づきません。なにしろ難聴者本人も、気づかないうちに聞こえていると思い込んでいる場合だってあるのですから。

少なくとも自分が「ちょっと聞き取れなかったな、たぶんこういったんだろうけど、どうだろう?」と気づいた場合は、必ず一度は聞き返してみましょう。

聞こえづらい人が、聞こえづらさをきちんと伝えていくことが、周囲の人に聞こえづらさへの理解や配慮をうながすのです。孤独から踏み出す第一歩にも通じると思います。

✿急に聞こえなくなるケースの衝撃

急に難聴になると苦しみは倍増します。

どんな病気でも生まれつきであれば、病気がない状態と比べることができないので、病気そのものが不幸の原因になることはないともいえます。対して、病気や事故などで**途中からいきなり聞こえなくなった場合、できていたものができなくなったという喪失感が強いものです。**

少しずつ機能が低下する場合は、中等度難聴以上にならないと自覚されにくく、気づいたときには難聴レベルが進んでしまっています。それでも、少しずつ進行する症状に慣れていくため、本人の受け止め方も深刻度は少ないようです。

それに対して、突発性難聴、メニエール病などで急な難聴になった場合は、たとえ難聴レベルが軽度であっても、「ついこのあいだまで聞こえていたものが聞き取りにくくなった」と、はっきりと自覚されます。こうしたケースのほうが、ショックが大きくなります。

もちろん、まずは難聴の治療が最優先ですが、治療しても完全に元のように治りきらないこともあるわけです。

治りきらなかった難聴の人が、ドクターショッピングといって名医といわれる耳鼻咽喉科をいくつも尋ね歩いたり、鍼（はり）治療をはじめとした民間療法に通ったりする姿を目にしてきました。

急性難聴の診断と治療は多岐（たき）にわたるため、治療を開始して2週間たっても治りきらない場合、少しでも納得がいかない部分があれば、遠慮せずに紹介状を書いてもらって2軒目の病院を受診したほうがいいと私は考えています。

どのような治療をおこない、聴力がどのように変化したかがとても重要なので、紹介状や聴力データ・使用薬剤の詳細は必須です。

ほかの病院を受診したいから紹介状を書いてくれといいだせない、なかなか紹介状を書いてもらえない、ということもあるようなので、**聴力検査の結果は基本的にコピーをもらう習慣にしたほうがよい**でしょう。最近では、採血検査をすると自動的に結果のコピーをくれる病院も増えてきましたが、それと同じことです。

自動的にもらえなくても、申告すれば必ずもらえるはずですので、自分でも聴力データを保存しておくようにしましょう。

治療をしても治らなかった場合、**「治す」ことにこだわるのではなく、どのように難聴や耳鳴りなどの後遺症とつきあっていくのか、ということに向き合っていかなければなりません。**

このときに医師にできることは多くありませんが、患者さんの葛藤を受け止め、疑問には真摯(しんし)にお答えし、今後の方向性を示すことを心がけています。

✿ストマイ難聴をきっかけに難聴者協会ができた

人工内耳の発達のおかげで、まったく聞こえない重度難聴の人でも一対一の会話ができるレベルまでは聴力を回復させることが可能になってきました。

しかし、経済的・地理的な要因、健康状態などのために、その恩恵にあずかるのがむずかしい人も数多くいます。残念ながら、人工内耳を挿入しても健康な耳には及ばず、期待していたほどは聞き取れるようにならない人もいます。

このような重度難聴の方をはじめ難聴の患者さんには**筆談や手話なども取り入れたトータルコミュニケーションが大事**で、必要と思われる方には、難聴者・中途失聴者協会の活動を紹介しています。

全国各地にある難聴者・中途失聴者協会は、名前のとおり聴力の低下した「難聴者」と、人生の途中で聴力をほぼ失った状態（重度難聴）の「中途失聴者」が集う団体です。中途失聴者とは音声による日本語を習得した後で重度難聴となってしまった人たちで、健聴、もしくはそれに近い状態からしだいに難聴が進行するという状態を経験しています。

第３章で述べたように、結核に対して使われるストレプトマイシンの副作用に難聴があります。現在はＢＣＧワクチンのおかげで結核にかかる人は激減しましたが、ＢＣＧが開発されたのは１９２１年、日本で普及するようになったのは第２次世界大戦後のことです。

そのためＢＣＧが普及するまでは、結核の治療薬として大量のストレプトマイシンが使用され、その副作用による「ストマイ難聴」が多数発生しました。

ストマイ難聴では低音部の聴力は比較的残るものの、高音部の難聴が重度なのが特徴です。つまり、母音（ぼいん）はなんとか聞こえても子音（しいん）がうまく聞き取れない状態になりやすいのです。聴力が一部残っているからまだましというわけではなく、このような聴力だからこその葛藤があります。

急速に増えたストマイ難聴者を中心に１９７０年前後、全国各地で自然発生的に難聴者の協会がつくられました。

重度難聴で人工内耳を見送る選択をされた患者さんでは、難聴による心理的ダメージが大きく、難聴者・中途失聴者協会の活動にもとうてい参加できない、という状況になる人もいます。

そういった人は、補聴器もつけなくなってしまうこともあります。

補聴器をつけていれば踏切や救急車の音といった大きな警報音には気づけます。ですが、会話がまったく理解できないとなると、つけること自体あきらめてしまうのです。耳鼻咽喉科の受診すら、やめてしまう人もいます。

心療耳科では、このような難聴による生きづらさを少しでも和らげるような精神療法（後述する認知行動療法）などもおこなっています。

✿アンチエイジングからウィズエイジングへ

私が診察している難聴の患者さんには80歳前後の方が多く、難聴だけでなく、ほかの病気であったり、身近な人の不幸であったり、さまざまな老年期特有の出来事に遭遇（そうぐう）することがあります。

難聴だけでなく、**老いを乗り越えてどのように人生の終局を迎えるのか**。とてもむずかしい問題です。

私自身は「**生きているからには生ききる**」ということを根幹に考えています。

患者さん一人ひとりの考え方もありますが、苦しいとき、悩んでいるときにはその思いを聞いて（といっても時間制限がありますが）、解決策がありそうであれば提案したり、自分の考え方で苦しみにとらわれている場合には、その考え方を修正できないか試みたりしています。

必要に応じて、睡眠薬、抗不安薬、抗うつ薬といった薬剤も使用します。
難聴は高齢者にもっとも多い障害です。難聴があると円滑な会話コミュニケーションがむずかしいだけでなく、難聴は周囲から理解されにくい障害でもあります。こうしたことから、加齢性難聴は、高齢者の人生に大きな影響を与えます。

難聴にかぎらず、病気や不幸などの喪失体験を乗り越えるためのヒントが、精神医学にいくつかあります。目標の選択、補償、適応能力、生きる意欲、老年的超越、認知行動療法などです。それぞれを解説していきます。

あくまでも老いと闘う姿勢、できるだけ老化を遅らせる、という考え方を「アンチエイジング」といいます。一方、老いを自然なものとしてとらえ、受け入れる考え方は「ウィズエイジング」といいます。

ウィズエイジングは、老いに関するすべてをあきらめて受け入れるというわけではありません。心理的な葛藤を最小限にして、**よりよく老いるために、努力すべきところは努力しますが、あきらめるべきところはあきらめるのです。**

✿小さな目標をたくさん持つ

目標を持つということは、人生をよりよく生きるためにとても重要です。しかし目標が大きすぎると、ときに苦しみの元となることもあります。

その場合は**「目標を選ぶ」ということが大切**です。

たとえば、人が大勢いるパーティーへ行って話をしたい、という目標が難聴によって困難になった場合、数人の小規模な食事会へ行って話をする、という小さな目標に切り替えるのです。

小さな目標でも何度も実現させれば、大きな目標を一度実現させることに匹敵するのではないでしょうか。

目標の設定について、もう少し掘り下げてみましょう。

たとえば、やりたいことをなんでもいいから100個書き出してみてください。

100個も書き出すのは大変です。100個書き出すつもりでやってみて、無理なら10

図25　目標は小さく分けると達成しやすい

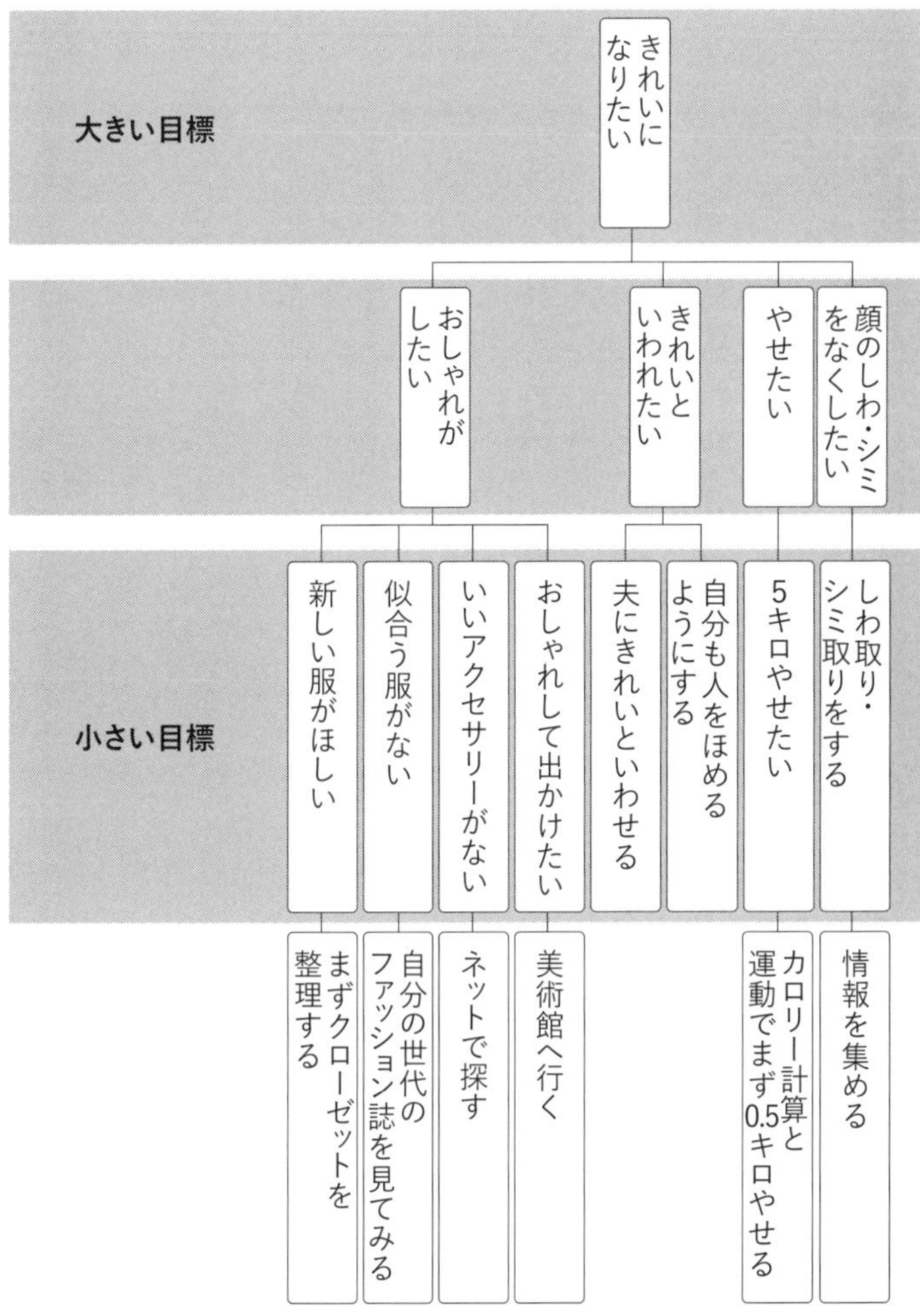

大きい目標を実現可能な小さい目標へ分けてみるとやりやすくなり、達成感やいろいろな発見も得られて、気持ちに張り合いが出る

個でもかまいません。

それを、比較的すぐに実現可能な小さな目標から、一見叶えるのがむずかしいような大きな目標へと、順に並べてみましょう。そして、**叶えるのが無理そうな大きな目標は、できるだけ細かい、具体的な目標に切り分けたり、置き換えたりしていく**のです。

図25に、ある女性Nさんの例を挙げます。彼女の「きれいになりたい」という漠然とした一つの目標に対して、そのためにはどうしたらよいかを、より細かい目標として立てていきます。

「きれいになりたい」はまず、「顔のしわ・シミをなくしたい」「やせたい」「きれいといわれたい」「おしゃれがしたい」の4つに分けられました。「きれいといわれたい」「おしゃれがしたい」はさらに細かく分けられそうです。

最終的に、次のような小さな目標ができました。**その小さな目標を実現するには具体的にどうしたらよいか、というところまで書き込んでいきます。**

①顔のしわ・シミをなくしたい　⇓しわ取り・シミ取りにどんな方法があるか、具体的に情報収集する

②やせたい　⇓具体的には5キロやせたいが、いつも挫折(ざせつ)するので、カロリー計算と運動でまず0・5キロやせる
③きれいといわれたい　⇓自分も人をほめるようにする＋夫にきれいといわせる
④おしゃれして出かけたい　⇓美術館へ行ってみる
⑤いいアクセサリーがない　⇓ネットで安くてよいものを探してみる
⑥似合う服がない　⇓自分の世代のファッション誌を見てみる
⑦新しい服がほしい　⇓まずクローゼットを整理する

Nさんは最終的に、すべての小さな目標にチャレンジしました。

何もないのにいきなり「きれいだね」とはいわれませんが、相手をほめるとほめ返されることが増えます。それをねらってまず自分が人をほめるようにしたのですが、ほめようと相手を観察するといろいろいい点に気づき、人と会うのが楽しくなりました。もともと苦手だった相手でも、ほめる点を探しながら話をすることで苦手意識が少なくなりました。

また、夫だったら無理やり「きれいだね」といわせることはできそうなので、やってみ

ました。夫に話を切り出すと「いや、同世代の中では美人だろ」と思ってもみない本音（？）が聞けました。

友人たちにしわやシミの対処法について聞いてみると、意外な情報がたくさん出てきて、みんなで盛り上がりました。

アクセサリーを探してネットを検索していたら、近所の質屋のホームページを発見し、しゃれたゴールドのネックレスを新品の半額ほどで購入できました。

似合う服は結局わからなかったため、新しい服は買わなかったなど、実現できなかった目標もありますが、半分以上は実現させることができました。

このように**実現可能な小さな目標をどんどん実行していくと、やや大きめの目標も近づいてきます。**

また、「そういえば、息子のお嫁さんにきれいといってもらったことがあったな」といううれしい気づきもありました。

小さくとも目標を達成できる喜びがありましたが、それ以上に**自分の考え方や環境、これまで得てきたものなどの振り返りにもなりました。**

うつ病などでは、目標をとても小さくすることも大切です。

今日一日生きつづけることができた、空がきれいだった、夜安心して眠ることができた、好物を食べることができた、家族と笑顔で会話ができた——そうして、少しずつうつ病になる前の自分の生活へ戻っていきます。

実現可能な小さな目標をたくさん持つことは、実現困難な大きな目標を少なく持つことよりも人生を豊かにします。

目標がどうしても思い浮かばない人は、自分の一日がどのような行動の積み重ねで成り立っているか振り返り、その一つ一つをよりよいものにすることを目標にするのもよいでしょう。

✿難聴を補う方法をあれこれ考えてみる

外部の援助を利用して喪失を補うことを補償といいます。難聴の場合、補聴器、読話(どくわ)(相手の口の動きなどから話を理解すること)、手話、筆談などが挙げられます。

何か障害にぶつかったとき、**代わりとなる手段にどのようなものがあるか、誰か助けになってくれる人はいるか、**そういったことを具体的に考えるのです。**頭の体操をするようなイメージで、気楽に、とにかく思いつくものをすべて紙に書き出してみる**ことをおすすめします。

それぞれどういうふうに利用できるか、といったことなども書いてみるとよいでしょう。

図26はある患者、Dさんについて作成した一例です。

この方は、難聴のため相手の話が聞こえず、人と会話のキャッチボールができなくなりました。何度も聞き返すことが重荷になって話をするのをあきらめてしまい、寂しいと嘆(なげ)いていました。

そこで会話をするための方法として、補聴器や人工内耳の使用や、手話や読話、筆談など自分の体を使うやり方を提案しました。

あるいは、思い切って難聴者のサークルに参加すれば、みなが同じ難聴なのでコミュニケーションに時間がかかってもお互い気兼ねすることはありません。

それぞれの方法を書き出してみましたが、Dさんはどの方法に対しても、否定的です。Dさんが発したネガティブな意見に対して、少しでもポジティブな言葉で返します。

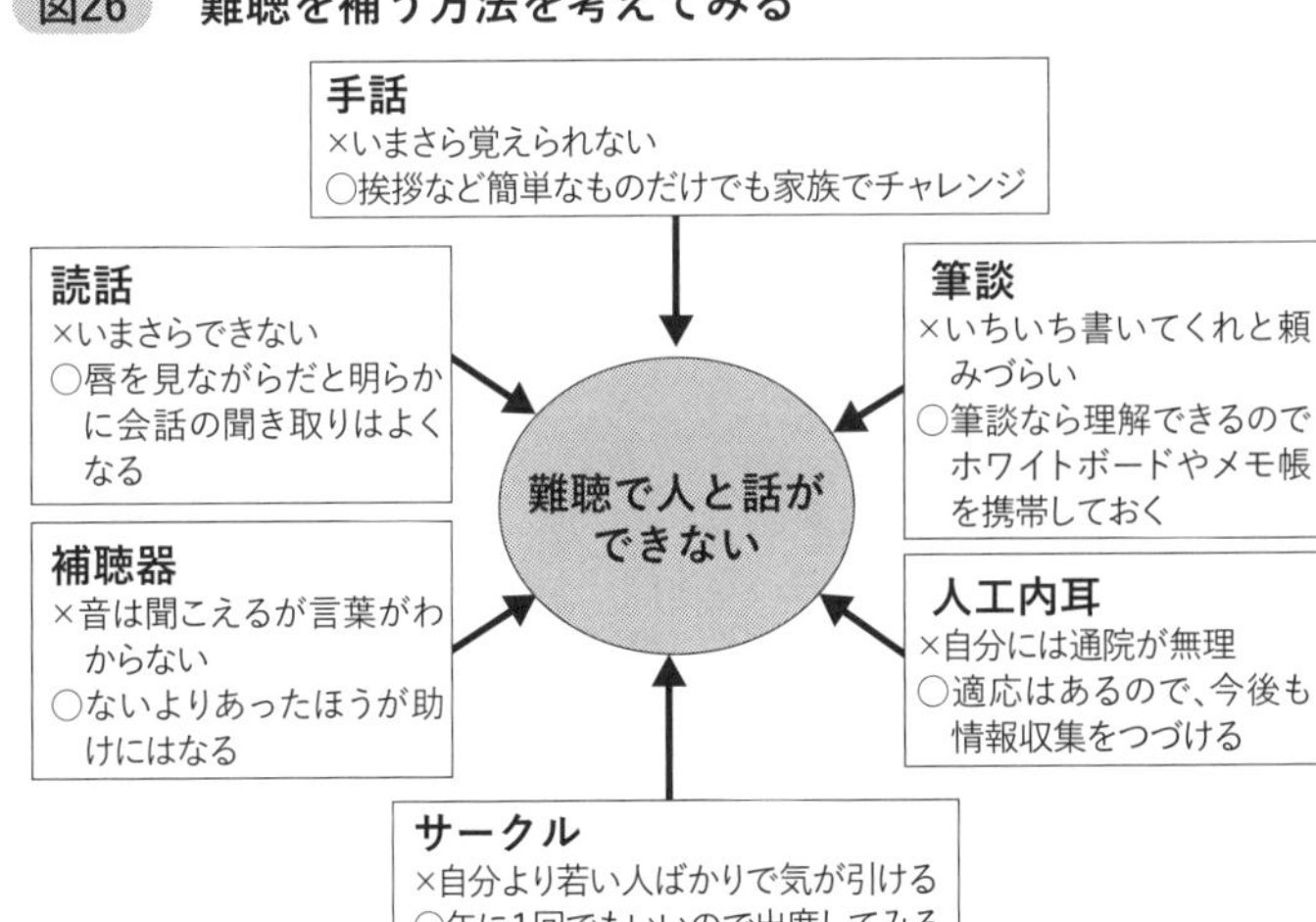

・補聴器について「音は聞こえるが言葉がわからない」に対して「ないよりあったほうが助けにはなる」
・手話について「いまさら覚えられない」に対して「挨拶（あいさつ）など簡単なものだけでも家族でチャレンジしてみる」
・サークルについては「私より若い人ばかりで気が引ける」に対して「年に1回でもいいので出席してみる」

このように**書き出して整理してみると、少しはできそうなことが意外と出てくる**ものです。

Dさんは80歳を過ぎてから耳が聞こえなく

なりました。人工内耳挿入術についても大学病院へ相談にいったのですが、人工内耳のリハビリのための通院は無理とあきらめてしまったため、なかなかむずかしい部分があるのは確かです。

ですが、**「何もできない」と思い込んでしまうのではなく、できていること・できるだろうことを意識していけば、少しでも気持ちが楽になる**のではないかと思います。

✿難聴に適応できなくても自分を責めない

さまざまな環境に自分の心身を合わせて、そのときそのときでの最良の状態をつくる能力を適応能力といいます。若い頃のほうが適応能力は高く、これまでにいろいろな環境に適応してきた人は、年をとっても適応能力が高いといわれています。

みなさんはいままで困難な状況に対して、どのように適応してきたでしょうか。

適度なストレスは、まったくストレスがない状態よりは心身の健康によいのですが、過度のストレスは適応障害という病気につながります。

難聴というストレスに対して柔軟に適応し、ポジティブに活動できている人もいますが、難聴のある状態に適応しきれず、「難聴さえなければ」と考えつづけてしまったり、「どうして私はポジティブに考えられないのだろう」と堂々めぐりに落ち込んでしまったりすると、際限のない苦しみがつづいてしまいます。

適応能力は個人の特性とこれまでの経験から成り立っているので、急に高めようとしてもむずかしいものです。

ストレスが過剰なときに、自分だけ頑張って適応しようとしたり、うまく適応できない自分を責めたり、とますます自分を追い込む考え方をしがちな人たちがいます。

そんなときは、**まずストレスから逃げることを考えましょう。**

難聴は身体症状なので逃げるのはむずかしいのですが、できるかぎり嫌なことを考えずにすむ方法を考えます。

好きなことに没頭するのもいいです。塗り絵をしているあいだは、難聴を忘れられる、という人もいます。自然の写真をとるのが趣味で、受診のたびに新しい作品を持ってきて見せてくれる人もいます。

趣味じゃなくてもよいのです。睡眠薬を飲んで寝ているときだけが耳鳴りを忘れられるから、と睡眠薬を飲みつづけている人もいます。

そして、**そんな自分を許してください。自分を責めたり嫌いにならないでください。「これ以上は無理だな」と判断して、ストレスから「逃げる」という選択肢を選べた自分をほめてあげてください。**

適応能力が低めの人には低めの人なりの長所があります。そうした人はこだわりが強かったり、心配性の方が多いのですが、半面、危険を回避したり、決まった仕事を几帳面にこなすことは得意なのです。

「ほかの人ができていることが、なぜ自分にはできないのだろう？」と思い詰めないようにしましょう。

あなたはあなたのままでよいのです。

耳鳴りのところでも触れましたが、嫌なことは考えれば考えるほど、嫌な気分がわいてきます。嫌なこと、嫌な気分から離れる時間をつくっていくと、嫌な気分が起きにくくなります。

まずは難聴のことを考えてしまう時間を減らして、落ち着いてからまた対策を練りましょう。

また、いくら適応能力の高い人でも、その適応能力を超えるストレスにさらされると、やはり適応障害を起こします。

適応障害では、気分の落ち込みや不眠、不安、イライラ、食欲不振、頭痛、腹痛などさまざまな症状が起こります。いったん症状がはじまると、長引けば長引くほど症状が悪化し、本当の抑うつ状態におちいることがあります。

そのようなときは、早めに心療内科や精神科を受診し、投薬やカウンセリングを受けましょう。

人間関係が生きる意欲につながる

生きる意欲とは、どのような状態であっても生きようとする感情であり、この感情が強いほど幸福感は低下しにくい、といわれています。

自分の人生が肯定できればできるほど、生きる意欲を持ちやすく、また、**他者の世話などでも生きる意欲を持ちやすい**です。

アルバムを繰ったりして昔を思い出すことや、犬や猫のペット、動物にかぎらず植物でもいいから、生き物を育てることなどがよいといわれています。ミニトマトを室内で育てはじめてから、少し元気が出てきた、という人もいます。

自分の役割を家庭内や社会内に持つことも、生きる意欲を高めます。

難聴でめまいもくり返している80代の女性で、いつもニコニコ、「ありがとう」が口ぐせのような人がいました（めまい発作の最中はさすがに気分が悪そうですが）。

花が大好きで、

「植え替えはできないけど、花殻は摘んでます」

「ちょっと落ち着いたから、小さいコンテナだけ植え替えしたの」

などと、体調に応じて花壇の手入れをしたことをお話しされるのが常でした。

一方、お嫁さんとかなり深刻な仲違いをし、いつもお嫁さんがいかにひどいか、という愚痴をいう方もいました。

「（お嫁さんを困らせるために）絶対に長生きしてやる」

という執念を語っていました。これもある意味、生きがいかもしれません。

この方は愚痴がはじまると長いので、一定の時間が過ぎたら、私ではなく看護師が「次の患者さんも待ってるから、また今度ね」といって連れ出す、という取り決めにしていました。

また、「病院を定期的に受診するのが私の生きがいなんです」と話していた方もいました。

自分の人間関係や役割・立場を整理するためにぜひ活用してほしいものに「コンボイモデル」と「エコマップ」があります。２０７ページの図27は同じ70代男性のAさん、Bさんについて作成したコンボイモデルです。

「コンボイ」とは「護送船団」という意味。海賊（かいぞく）などから輸送船を守るために、武装した船がまわりを護衛しながら航行する船団のことです。

コンボイモデルではそのイメージを人間に置き換え、人の社会的ネットワークを3層構造で表しています。次のような区分で、自分の人間関係を書き込んでいきます。

【コンボイモデルの記入方法】

・中心＝自分

- その外側（1層目）＝長期にわたって安定した親密な人間関係が築かれている人（家族や親友）
- さらに外側（2層目）＝親しいけれど時間によって変化するかもしれない関係の人（親しい友人や心理的距離の離れている家族など）
- いちばん外側（3層目）＝ある特定の立場でのみつきあいがある人（それほどは親しくない友人や職場の同僚など）

Aさんは家族や友人が多く、豊かな社会性を築いています。なじみの床屋さんや喫茶店でも世間話をするなど、人なつっこい方です。主治医も自然と3層目に出てきました。

一方、Bさんは妻に先立たれ、娘一家とはやや疎遠。息子にいたっては絶縁状態にあり、円の中に出てきません。かろうじてなじみの飲み屋での飲み仲間がいるだけで、定年後再雇用となった会社を辞めたら、社会的孤立におちいりそうです。

図27　コンボイモデルで人間関係を振り返る

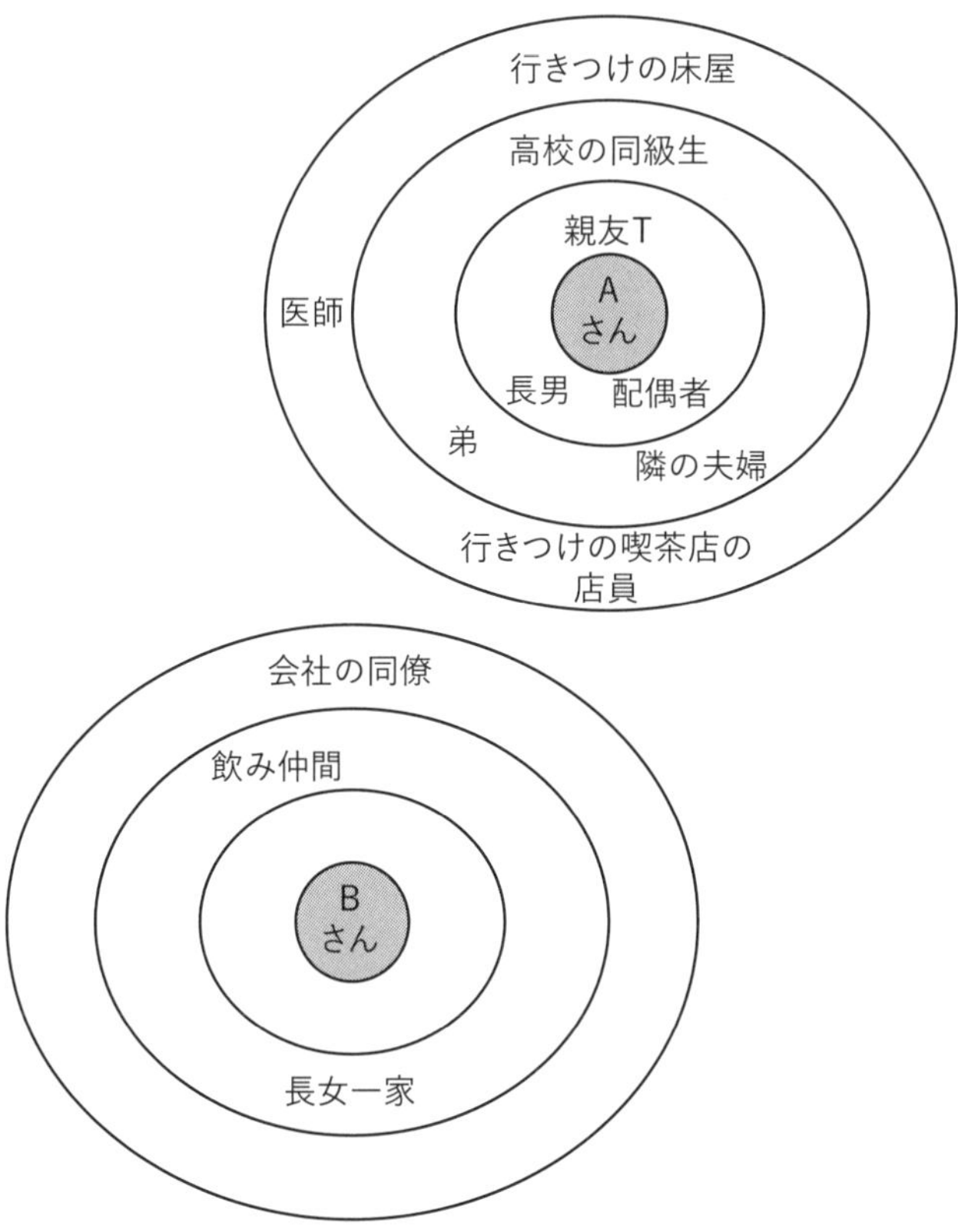

中心(自分)から外側に向かって親密関係が薄くなっていく
1層目＝家族や親友など
2層目＝親しい友人や心理的に距離のある家族など
3層目(外側)＝それほど親しくない友人や職場の同僚など

Aさんは濃淡のある人間関係で豊かな社会ネットワークを築いているが、Bさんは人間関係が少なく社会的孤立におちいりそうである

エコマップは、コンボイモデルより複雑に人間関係を図示したものです。私が使う際のエコマップの記入方法は次のとおりです。

【エコマップの記入方法】

- **自分と家族が入る円を描く。一人暮らしの人は自分だけの円になる。**
- **その近くに、自分が関係している場（社会）の円を描く。いろいろな習い事をしていたり、サークルに入っている人は、その数だけ円ができる。**
- **円の中に自分と関係のある人を書き込む。**
- **自分と各人物を線でつなぐ。線の太さは関係の強さで異なり、関係が密になるほど太くなる。**
- **線につける矢印の向きは働きかけの方向性を示し、対立を含んだ関係は線路のような線で表す。**

たとえば、図28の上の丸は70代女性のCさんの家庭内での人間関係です。夫との夫婦関係は険悪で、対立関係の線になっています。

図28　人間関係をとらえ直すエコマップ

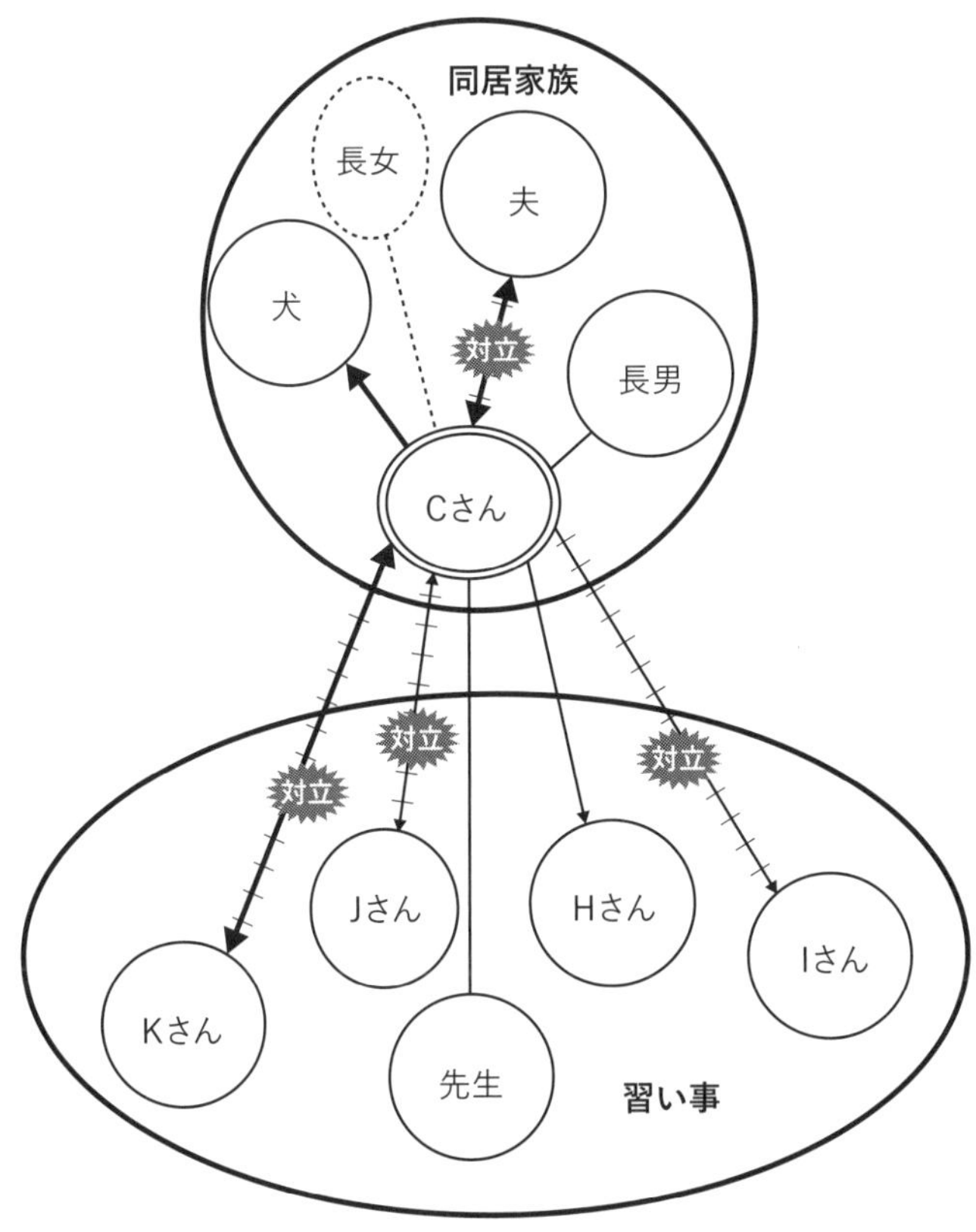

線の太さ＝人間関係の強さを示し、関係が密になるほど太くなる
矢印の向き＝働きかけの方向性
線路のような線＝対立関係

Cさんは対立関係が多いので、Iさんと仲良くすることはできないか？
（Iさんはどう思っているだろうか？）

独身で同居中の長男とはお互いにほぼ関わらない間柄となっており、関係性は弱いですが、対立しているわけでもありません。

Ｃさんには幼い頃に亡くなってしまった長女がいて、亡くなっているので点線で示しています。Ｃさんにとって心の支えになると同時につらい過去でもあるので、親愛とも対立ともいえませんが、つねに長男と並んでＣさんの心の中を占めています。

そして、人間ではありませんがＣさんにとって家庭内でもっとも強い関係性が築かれているのは、ペットの犬です。

下の丸の習い事での人間関係を見ると、Ｉさん、Ｊさん、Ｋさんと対立を含んだ関係が多くなっています。Ｈさんと犬がいなければ、Ｃさんは家庭でも習い事でも心のよりどころを失ってしまうきわどい状態にあることは一目瞭然（いちもくりょうぜん）です。

このケースでは、長男や先生がＣさんに対して心理的サポートができるかどうかがカギになってくるだろう、とエコマップから読み取れます。

また、Ｃさんは、エコマップ上での働きかけの線が増えるよう、より多くの人と人間関係をつくるよう心がけることが大切です。新たな人間関係が築けるサークルや習い事を考えてもいいでしょう。

さらに、対立関係を少なくするように心がけることも必要です。CさんはIさんとは対立していると思っているけれど、実際にはどうでしょう。思いこみにすぎないなら、「Iさんとは仲良くできないか？」という提案ができます。

コンボイモデルやエコマップは、自分がつくった場合でも、時間がたてば書かれている人間関係が変化していきます。また、誰が作成するかによっても異なることがあります。正確につくる必要はなく、ねらいは図として表現することで、その人物の置かれている立場や状況を客観視し、人間関係を振り返ることにあります。

コンボイモデルではいちばん内側に入っている人がいるかどうか、全体の人間の数が多いかどうかがポイントになります。

孤独でも気にしない人、敵が多いほど元気な人もいますが、人間関係につらさを感じている場合は、エコマップの線が多く、太くなるよう、また対立関係を少なくするよう、心がけることが大切です。

✿老年的超越という恵み

老年的超越とは、年をとればとるほど発達する自我の変化がもたらす幸福感で、感謝の気持ち、黒か白かといった二元論からの脱却、利他的な考え、あるがままを受け入れる態度、個人を超えた意識などが特徴とされます。

90歳以上になると、「まさに老年的超越」という方がけっこういます。

メニエール病のUさんという94歳の女性もそうでした。

Uさんは50代に娘さんをガンで亡くし、その頃にメニエール病になりました。めまいと難聴の発作は1年に1回あるかないか、60代、70代は数年に一度ぐらいでした。

70代で夫が亡くなり、一人暮らしとなりました。聴力は発作のたびに少しずつ落ちていました。

80代になると1年に3回入院するなど、めまい発作が頻回になりました。難聴もさらに進行し、補聴器をつけはじめました。

このときから私が主治医として診察するようになりました。**めまいと難聴の発作をくり**

返すUさんになすすべがなく、診察している自分もつらいほどだったので、Uさんのつらさはどれほどだったろうか、と思います。

薬も、利尿薬、内耳循環改善薬、ビタミン剤、漢方、抗不安薬などたくさん飲んでいました。ストレスから**心因性難聴といって、聴力検査ができない状態に**なりました。検査の音は聞こえているはずなのですが、ボタンを押せないのです。

しかし、**数年ぐらいめまい発作をくり返したのち、ふらつきだけになっていきました。**

高齢のメニエール病の方は、激しい発作をしばらくくり返すと、自然に内耳が破壊されてしまうのか、やがて憑（つ）きものでも落ちたかのように発作が起こらなくなることがしばしばあります。

Uさんも少しずつ薬剤を減らし、米寿（べいじゅ）の頃には、首がこると耳鳴りがひどくなるので、3カ月に1回補聴器の点検と首に貼るための湿布（しっぷ）を処方するだけとなりました。

ヘルパーさんが来る日以外は家では補聴器はつけず、静寂の中で、新聞を読んだり、お経を唱えたりして日々を過ごしているそうです。そんなUさんが来院するたびに口にするようになったのが次の言葉です。

「生きているだけで精一杯ですけど、今日も無事診察に来れました」

そのお顔は穏やかで、**いろいろ大変だったUさんは老年的超越を獲得（かくとく）された**ように思っています。

Uさんと同じような経過をたどる方はほかにもいます。

耳鳴りに悩んでドクターショッピングをくり返し、精神科にも入院したことのあるDさんは、数十年の苦悩の時を経て、ついになんとか耳鳴りと折り合いがつくようになりました。

めまい発作がきっかけで不安障害になってしまい、それからささいな体の変化も不安でしようがなくなってしまったEさんも20年後、ついに抗不安薬を卒業できるほど安定しました。

もちろん、誰もが老年的超越状態になるとはいえませんし、私が勝手に老年的超越と考えているだけで、内面では苦悩がつづいているのかもしれません。

難聴、耳鳴り、めまいをはじめとしたさまざまな慢性的な状態に対し、医者ができるのは、最善の医療を心がけつつも、それでも限界があることをご説明し、うまく病状がコントロールできないときはそのつらい気持ちを聞いて寄り添うことだけです。

しかしながら、同じような状態にあったUさんたちが、何年も悩みつづけた末にいたった状態を知っていることが大きな救いとなっています。

✿物事のとらえ方や行動を変えてみる

認知行動療法は精神医学で広く用いられている療法で、認知と行動の両方を変えることによって問題に対処しようとするものです。

認知とは、個人が現実を独自の受け取り方で認識し判断する過程をいいます。

わかりやすくいうと、たとえば、コップに半分水が入っている状態をいうとき、「コップに半分も水が入っている」という人と、「コップに半分しか水が入っていない」という人の二つに分かれます。

このように**同じ体験をしても、ポジティブに受け止める人、ネガティブに受け止める人がいるので、そのとらえ方を、より生きやすい方向へ変えていこうとするもの**です。

一口に認知行動療法といってもさまざまな考え方、やり方があります。たとえば、次のような行動療法です。

・人間関係に不安がある場合、挨拶の仕方、マナー、会話の仕方などを学び、人との接し方を訓練する。

・苦手なものを克服したい場合は、苦手なものにできるだけ慣れるように接触する機会を多くする。

・目標に向かって課題を設定し、クリアしたらごほうびがもらえるようなシステムをつくる。

・やせたいときは毎日体重を測ったり、食べたもののカロリーを計算して記録する（セルフモニタリング）。

・目標とする人物の真似をする。

すでにみなさんも、ふだんの生活の中で、なんらかの形で取り入れているものがあるでしょう。

また、精神的に不安定になると「自動思考」といって、思いこみのような考えや反応にとらわれてしまうことがあります。

たとえば、「聞こえないから会話する気にならない」というのが自動思考になってしまっている人もいます。こうしてみたら、ああしてみたら、といっても、本人のこの思いはいっこうに晴れないのです。

実際には、**多くの人が聞こえなくてもさまざまな工夫で会話を楽しめています。**

自動思考を解きほぐすのはなかなか大変です。私は診療の際には、本当に誰とも会話していないのか、家族とはどうか、ちょっとでも会話が楽しかった瞬間がなかったか、など少しでも解きほぐせそうなところから患者さんと一緒に確認していきます。このような手法は認知再構成法と呼ばれています。

こういったさまざまな手法を勉強し実践しているのが、精神科医や臨床心理士、カウンセラーです。あるいは、相談にのるのが上手な人なら、専門的な勉強をしていなくても、自然と認知行動療法的な指導ができている場合もあるでしょう。

✿マインドフルネスでつらい症状や気持ちをコントロール

マインドフルネスはプチ瞑想のようなもので、「いまここにある自分を意識する」ということです。認知行動療法の一つとして位置づけられています。

もともと東洋にあった瞑想を、西洋医学的にアレンジしたもの、ともいえます。口でいうのは簡単ですが、実際にマインドフルネスをおこなうのは大変、というか、ちょっと面倒です。

たとえば「レーズンエクササイズ」というマインドフルネスの手法があります。**レーズン1粒を10分以上かけて味わう**のです。

【レーズンエクササイズ】

①レーズンの色や形はどんなふうか、上から・横から・下からじっくり観察する。

②手に持ってレーズンの触感をとことん感じる。

③匂いも嗅ぐ。

④口の中に入れてもすぐに噛(か)まず、唾(つば)を飲むのもがまんして、レーズンを味わう。自分の口の中の状態も意識する。

⑤がまんできなくなったら、一口だけ唾を飲み、レーズンを1回だけ噛みしめる。

⑥歯で噛みしめているレーズンの弾力をゆっくり感じ取る。

⑦以上をくり返して、ついにレーズン1粒を飲み込むときには、のどから食道へ入っていくレーズンを全身で感じ取るように意識する。

このエクササイズはレーズンでなくてもよく、噛みごたえのあるドライフルーツや肉類・魚介類の干物(ひもの)がおすすめです。干物には自然の旨味(うまみ)が凝縮(ぎょうしゅく)されているため、このような食べ方をすると、**「食べる」ということのすごさに気づきます**。

同様に、呼吸のマインドフルネスもあります。鼻から吸って肺へ空気を入れ、口から細く長くゆっくりと吐き出す、この一呼吸の動作に全神経を集中するのです。167ページで紹介したレジェンドブレスと組み合わせてもいいでしょう。

呼吸のマインドフルネスは、うまくやれるとリラックス効果がかなり出ます。ただし、呼吸を意識しすぎて息苦しくなる人もいるので、注意しましょう。

マインドフルネスのエクササイズがうまくできるようになると、**つらい症状・気持ちを自分でコントロールできる**ようになります。

つらい症状がつらい気持ちを引き起こし、さらに症状をつらく感じてしまい……という悪循環の停止、慢性的なストレスや緊張からくる動悸（どうき）・呼吸困難感・ふらつきといったさまざまな自律神経症状の改善にも有効です。

✿記録することで感情を上手にコントロールする

日記をつけている人は何人ぐらいいるでしょうか？　ツイッターやフェイスブックなどSNSの普及によって、日記に近い日々の記録をつけている人は、一説には5人に1人ともいわれています。

毎日ではなくとも、日々の記録をつけることは、以下の2点において大変効果的です。

①頭の中の整理ができる

②以前の記録と見比べることができる

頭の中だけでは考えはまとまりにくいものです。

たとえば、複雑な計算をする場合、紙に途中式を書きながら考えたら解けますが、暗算ではむずかしくなります。考えも同様で、**書くことによって要点が見える化され、順序だてて考えることができます。**

眠れないときに心配事について考え出すと、堂々めぐりになって不安感だけが増してしまい、よけい眠れなくなってしまう、という悪循環を経験したことは誰しもあると思います。しかし、その心配事を実際に紙に書いてみると「あれ？　これだけ？」ということも多いでしょう。

また、**心配事を書き出すと、対策もいろいろと思い浮かびやすい**ものです。複数の問題を抱えて何から手をつけたらいいのかわからないときも、どういう優先順位なのか、どの問題が深刻でどの問題は無視できそうなのかを書き出してみると、自分の置かれている状況が明らかになりやすくなります。

そのような記録を残しておくと、同様の問題が起きたときにも対応可能になり、**不安も起きにくい**のです。

自分の書いた記録を読み返す、という行為は、自分を外から冷静に評価する練習にもなります。**その場の感情に押し流されそうになるのを、もう一人の冷静な自分が押しとどめてくれます。**すなわち、**自分の感情のコントロールに役立つ**のです。

このように**「自分を外から見ているもう一人の自分を持つこと」**をメタ認知と呼びます。

認知行動療法の一つとされるメタ認知療法では、不安を感じている自分をもう一人の自分が「そもそもその不安はどうして？　何のため？」と分析(ぶんせき)することで鎮(しず)める訓練をします。

感情のコントロールは、よりよく人生を生きるうえで欠かせません。**つらいこともうれしいことに変えてしまう力、それが感情のコントロールです。**記録をつけるのは、その力をつけるための基礎トレーニングのようなものです。

ただし、記録はあくまで自分自身や、信頼できる相談相手に見せるだけにとどめるべきです。記録を他者に向けて見せるＳＮＳには、まったく正反対の作用があると考えられます。他者からの評価が入るため、むしろ記録することによって自分へのコントロールが揺らいでしまいます。

信頼できる人から有用なフィードバックが期待できる場合はよいですが、**SNSへの記録と個人的な記録とはまったく異なる**ということを念頭におく必要があります。

✿仲間に出会おう

いくら机上（きじょう）の空論を振りかざしても、実体験にはおよびません。

精神療法のなかでも、グループ療法（同じ病気や悩みを持つ人が集まり、それぞれの悩みを話し、聞く会）は劇的な効果をおよぼすことがあります。

アルコール依存やギャンブル依存といったむずかしい問題に対しても、長期的な効果があるのはグループ療法だけといわれているぐらいです。

グループに参加するという一歩を踏み出す勇気はいりますが、難聴者・中途失聴者のグループは全国各地にありますし、ネットを介してもさまざまな仲間につながることができます。

私自身、初めて愛知県難聴・中途失聴者協会の総会に参加したときは衝撃を受けました。その衝撃を紙面でお伝えするのはむずかしいのですが、なんとかその一端だけでも試みてみます。

これまで述べてきたように、聞こえの悪い人は会話コミュニケーションでつらい思いをしています。話しかけられてもよく聞き取れないまま、わかったふりをしてその場をやり過ごしたり、何度も聞き返すのが申し訳なくて、曖昧な笑みを浮かべてごまかすしかないこともしばしばです。電話の応対では、聞こえるか、聞き落としがないかと不安にさいなまれます。

コミュニケーションがスムーズに進まないことを気にかけ、自分から話しかけることをひかえている人も多く、周囲に溶け込めません。気軽に冗談やたわいないおしゃべりができない生活ではストレスはたまる一方でしょう。

そんな人たちが同じ仲間として集まった場なら、誰に気兼ねすることなく、音声、筆談や読話、手話を駆使して、思う存分「会話」できるのです。どんなにコミュニケーションに時間がかかっても、それを責めたり厄介に思う人はいません。

大勢の難聴者が夢中で「会話」する会場には、彼らのエネルギーと熱気があふれていて、初めてその光景を見る人を圧倒します。

協会では講演会もあります。要約筆記（２３８ページ参照）通訳、手話通訳がつきますし、ヒヤリンググループといってマイクの音が直接、補聴器へ入力される方法も使われます。一般社会では得られにくいきちんとした対応が、ここでは得られることもうれしいものです。

こうした会に参加する人たちは、参加する勇気を持ちつづけているポジティブな人たちです。参加してみたいけれど、自分には無理と思う人もいるでしょう。

しかし、**「仲間」に一度も出会っていなかったのと、出会った後とでは、確実に何かが変わるはず**です。

悩みをカミングアウトすることで、じつは身近に仲間がいるとわかる場合もあります。

✿難聴には俳句や川柳、短歌が効く

難聴のある人は短詩の愛好者が多いという話があります。短詩とは短歌、俳句、川柳（せんりゅう）などのこと。難聴だけでなく広く障害者全般にとって、短詩は芸術療法的な効果を持ちます。

芸術には人の心を癒やす働きがあります。音楽、絵画、演劇、舞踊、文芸、造形などさまざまな芸術があり、それらを治療に導入した音楽療法や絵画療法といった芸術療法もあります。

もちろん個人の好き嫌いもありますが、一般に視覚障害者は音楽への親和性が高いのに対して、聴覚障害者は絵画や文芸への親和性が高いといえるでしょう。

とくに俳句・川柳は、五七五という定型へ収めれば作品として成り立ちます。季語というとっかかりもあるので、つくりやすいのです。

芸能人が俳句をつくる人気のテレビ番組もあり、俳句は以前よりずっと身近になってきています。「俳句療法」という言葉もあるぐらいです。

短詩はつくって終わりではなく、お互いに作品を批評し合う句会や歌会というものがあります。そこではどのように批評するか、「作品を受け取る側の技術」も問われるのです。

私は短歌が趣味で、歌会に参加することもあります。短詩では、作者と読み手は双方向のコミュニケーションをとっているのです。ここがほかの芸術との大きな違いです。

俳句療法について説明します。通常、俳句療法をおこなう場合は、経験のある治療者が司会をつとめ句会をおこないます。

まず自分で句をつくります。自然を観察したり、自分の気持ちをのぞき込んだりして、作品へと昇華させるわけです。

そして句会では、参加者同士が互いの作品に対する批評をやりとりします。句会では作品の優劣を競うことより、句の鑑賞の面白さを味わいます。自分では思ってもいなかったような読み方をされることもあれば、思ったとおりの批評を受け取ることもあります。

他のメンバーの作品を批評するには、どうしてそのような句をつくったのか、句の背景にある相手の状況や気持ちを考えなければいけません。自分の批評とほかの人の批評との相違を比べることも楽しく、勉強になります。

何度か同じメンバーで句会をおこなうと、句を見るだけでこれはAさんの句だな、これはBさんっぽいな、などとわかってきます。お互いに理解が深まり、親近感もわいてくるというものです。

連句といって、それぞれが出した句をつなげていって、全体で一つの大きな作品をつくることもできます。

日記をつけるのと同様の効果があるだけでなく、身のまわりをいままでとは違う視点で眺める練習にもなります。人とのコミュニケーションも深まりますし、知らない言葉を調べるなど教養・知的好奇心への刺激にもなります。

グループ療法的な側面もあり、短詩はすばらしい芸術療法だと思っています。

第６章

超高齢社会を難聴とともに生きる

✿コミュニケーションの基本は会話か？文字か？

人間のコミュニケーションの基本は会話です。ほかの動物ではどうでしょうか。フェロモンなどでコミュニケーションをとる生き物もいますが、ほかの動物でも鳴き声という音声で簡単な意思疎通をおこなっています。縄張りを主張したり、異性に呼びかけたり、威嚇したり、親愛の情を示したり……を音声でおこなっているのです（余談ですが、虫の耳は触角や足のつけ根にあります）。

ヒトが簡単な音声言語を獲得したのは175万～5万年前のあいだと考えられています。

ヒトにもっとも近い動物であるチンパンジーは、訓練すると10までの数を理解し、カードや手話を用いて2歳児程度の会話が可能といわれています。

ヒトも100万年以上かけて、少しずつ動物的言語から主語、述語、修飾語、目的語といった文法や数字概念を理解する能力を発達させていったのでしょう。

音声による言葉を記録する「文字」が発明されたのは、紀元前5000～前3000年のことです。それまでは、知識はすべて口伝（くでん）だったのです。

そして文字情報を簡便に複製して広める活版印刷技術が発明されたのが１４４０年代。１９００年頃までに音声を広く津々浦々まで直接届けるラジオ・電話などが発明されました。

１９３０〜50年頃にはテレビの発明と普及、１９９０年頃からインターネット、つづいて２０００年頃からスマートフォンの発明と普及が起こりました。

このように振り返ってみると、人間のコミュニケーション手段は怒濤（どとう）のごとき変化の真っただ中にあるわけです。


近年さまざまな通信手段が開発され、以前より音声による日常会話は減っています。スマホが普及して、電車の中はスマホの画面を黙（だま）って見つめる人ばかりになりました。

文字を用いても、会話とほぼ同様のコミュニケーションが可能となってきたのは難聴がある人にとっては朗報といえます。

音声認識アプリを用いれば、会話がその場で文字表示できます。ＵＤトーク、スマイリンガルというアプリが代表的で、誤変換もあるものの実用性は高いです。個人で時間制限内での使用なら無料で利用でき、外国語への同時通訳も可能なすぐれものです。

新型コロナウイルスの影響で、さまざまなビデオ通話方法が一気に広まりました。

しかし、生(なま)の会話では、会話の内容以外に声の調子、顔の表情、手ぶり身ぶりなどからさまざまな情報が得られるため、やはり直接顔を合わせた会話を超えるコミュニケーション手段はないでしょう。

難聴の人にまわりの人ができること

聞こえづらい人が身近にいる場合、どのように接すればいいのでしょう?

「何度も同じことをくり返さないと伝わらない」

「大声を出してばかりで疲れる」

「何度もいうのが面倒で、必要最小限のことしか話さなくなってしまった」

と耳が遠い家族とのコミュニケーションに疲れてしまった人の姿をよく見ます。

また、「自分の聞きたいときだけ聞こえて、聞きたくないことは聞かない」と、難聴の人を責める人もいます。難聴の人が自分の意志で「聞こえる・聞こえない」を操っているように受け取っているわけですが、実際はそうではありません。**会話の音（60デシベル）がギリギリ聞こえたり聞こえなかったりという聴力レベルだと、興味があって集中して聞けば聞き取れるけど、疲れて集中力が途切れたり、ボーッとしていては聞き取れない**のです。わざと怠（なま）けているわけではないのです。

難聴のある人とのコミュニケーションにあたっては、周囲の方は次のようなことに気をつけましょう。

【周囲の人ができる日常生活での留意点】

・話しかける前に肩をたたくなど合図をする

何気なく話しかけるのではなく、きちんと聞く心構えをしてもらってから本題に入りましょう。いきなり話しかけられると聞き取れません。

・相手の顔が見える位置、自分の口元が相手に見えるような位置から話す

読話（どくわ）という方法があるように、顔や口元が見えたほうが聞き取りやすさがアップします。聴力に左右差がある場合は、聞き取りやすい耳の側から話すといいですが、顔は見えるようにしましょう。

・大声を出す必要はない

耳の遠い人の耳元で大声を出している人を見かけますが、感音難聴では小さな音が聞き取れないだけでなく、**大きすぎる音も響いて聞き取れません。**聞き取りやすい音の幅が狭くなるのです。これは補聴器をつけて音が聞こえるようになっても、なかなかうまく聞き取れない原因の一つでもあります。

・相手がもっとも聞き取りやすい音量で、ゆっくりはっきり話す

離れているときは、遠くから怒鳴るのではなく、近づいて普通の声か、やや大きめの声で話しましょう。口の形を相手に見せるつもりで話すと、ゆっくりはっきりした話し方になります。

・周囲の雑音をできるかぎり小さくするよう工夫する

会話の内容をしっかり聞き取るためには、周囲の音と聞きたい会話音のコントラストを高める、つまり「会話音をくっきり際立たせる」ことが有効です。テレビがついたまま、あるいは台所仕事をしながら話しかけていませんか？　もしくは、聞こえの悪い人がテレビを見ているところ、水仕事をしているところへ話しかけたりしていませんか？

テレビを消す、水道を止める、エアコンを止めるなどちょっとした環境音への配慮で、聞き取りやすさはかなり変わります。

・ジェスチャーをつける

手話でなくても身ぶり手ぶり、指さしなどジェスチャーをつけると理解の助けになります。

・大事なことは書いて確認する

聞き間違えやすい固有名詞や日時の入った約束事などは、メモを渡すなどしておくと、「いった」「聞いてない」といったトラブルを避けられます。

レストランや食堂での会話は、難聴の人がもっとも話を聞き取りたい場であるにもかかわらず、聞き取りやすい音環境にはなっていません。食器のカチャカチャする音、まわりの客やスタッフの出す音、ＢＧＭなどがノイズとなり聞きたい会話を邪魔(じゃま)してきます。

【周囲の人ができる外食時の留意点】

・食器の音をできるだけたてないようにする

食器の音は数千ヘルツの高周波音を多く含み、子音（しいん）の音を聞き取りにくくします。

・金属のスプーンやフォークよりも、木製の箸（はし）を使う

木製の箸のほうが金属のスプーンやフォークより、音は圧倒的に小さいです。

・テーブルクロスをしく

1枚しくだけで、食器の音がたちにくくなるだけでなく、テーブル面での音の反響が抑えられます。

・床や壁の材質はやわらかく反響しづらいものがよい

たとえば床が絨毯（じゅうたん）やマットの店を選べば、会話はより聞き取りやすくなります。

・BGMはごくごくひかえめで、インストゥルメンタルがよい

BGMがないと厨房やほかの客のたてる音だけになってしまうので、店側としてはそれを隠す程度には必要でしょう。ですが、聞こえるか聞こえないかというレベルのボリュームの音楽があれば充分です。

ボーカルのない、ゆったりとした曲であれば、会話音の邪魔になることもほとんどありません。

静かなレストランは高級店に多く、にぎやかなほうが人気があるお店のように感じられますが、静かで、かつ、気軽に入れるレストランが増えるとよいのになあと思います。

✿マスクよりフェイスシールドがいい

コロナ禍(か)で、マスクをするのが当たり前になってきました。ビニールカーテンや衝立(ついたて)越しに会話する場面も増えています。

健聴であっても、マスクをしてビニールカーテン越しに話されると、「え?」と聞き直したくなります。難聴があればよけいに困るでしょう。

マスクではなくて、フェイスシールドがもっと標準化されるとよいのに、と思います。マスクをつけたがらない子ども向けに、帽子型のフェイスシールドも販売されており、いいアイディアと感心しています。

フェイスシールドだと口の動きが見えるので、聞き取りやすくなるだけでなく、表情がわかる、息苦しくない、化粧をしていてもつけられる、アルコールで拭(ふ)いて何度も使用できる、など難聴でなくても利点は多いのではないでしょうか。

医療用マスクと比較すればもちろん感染対策としては劣りますが、額からあごまで覆うフェイスシールドであれば、咳による飛沫の約9割を防ぐという報告もあります。

耳かけ型の補聴器を使用している人では、メガネとマスクと合わせて三つも耳にかけるはめになり、耳あな型補聴器の人気が復活しそうです。

✿要約筆記を学生ボランティアに

難聴のある人が聞き取れない場合は、面倒くさがらずに書くことも必要です。

「要約筆記」をご存じでしょうか？　手話と並ぶ難聴者の情報伝達手段です。手書きの場合もありますが、近年ではPCを使った要約筆記も増えてきました。たとえば講演会などでは、PC入力された要約内容の字幕がスクリーンに表示されます。

要約筆記には要領よく会話を書きまとめるための技術があり、要約筆記者という専門家が手話通訳と同じように、その場の会話を通訳します。

手話を母語とする聾者（次頁参照）の手話通訳では、外国語の通訳と同様、日本語―手話間の両方向の通訳が必要です。

一方、筆記自体は基本的に誰でもできるため、要約筆記は利用者が少なく知名度も低いのですが、その筆記パワーはさすがプロの技です。映画の字幕でも翻訳者の力量が出ますが、要約筆記も**音声をすべて一字一句書き記すのではなく、読みやすいように要約される**のです。

要約筆記者は、各自治体での要約筆記講座を規定数受講し、要約筆記者認定試験に合格するとなれます。

要約筆記の技術は国語力の強化にもなるため、簡易的な要約筆記の授業を高校生や大学生向けにもおこなって、学生がボランティアとして活動できるように整備してもいいのではないかと思っています。

✿ 聾と難聴の違いとは

これまで、「聾（ろう）」という言葉が何度か出てきていますが、この言葉は医学的な意味と文化社会的な意味が異なります。医学的には重度難聴＝聾としていますが、文化社会的には先天的な重度の難聴を聾、後天的な聴力の低下を難聴・中途失聴と表現します。

重度難聴では、肌でも振動を感じるような大きな音でないとわからないほど症状が重いため、補聴器はほとんど役に立ちません。先天的な重度難聴がある場合、成長過程で身につけた言語（母語）は手話であり、情報伝達手段のメインは、手話、読話、筆談といった音声言語（＝会話）以外のものとなることがほとんどです。

一方、難聴者は補聴器などを使用すればなんとか音声言語が聞き取れるため、補聴器がメインです。後天的な重度難聴である中途失聴者は、先天的な重度難聴者と同じく補聴器での聞き取りはむずかしいのですが、母語が音声言語となるため、手話が得意でない方が数多くいます。

社会的には手話をメインとしてコミュニケーションをとる者が聾というイメージが強く、聾と難聴とはまったくの別もの、と認識している難聴者、聾者もいるようです。**手話言語を母語とする難聴者のみを聾とするのか、音声言語が母語だったが難聴が進行し重度難聴となった中途失聴者も含めて聾とするのか、**そこに混乱があります。

手話には日本語に対応した「日本語対応手話」と、聾者の中で母語として使用されている「日本手話」の2種類があります。

日本手話は日本語とは文法も異なっており、それ自体が一つの言語です。ですから日本手話を母語とする聾者は、マイノリティ民族といえるでしょう。

人工内耳が可能になるまでは、重度難聴の人は各都道府県に一つ以上設置されている聾学校で教育を受けることが多く、そこで聾者のコミュニティーをつくってきました。

また、難聴は遺伝することもあるため、聾者の多い家系というものも存在します。

そもそも聾学校ができる以前は、各コミュニティーで、方言と同様にその土地その土地での独自の手話があったとされ、健聴者も手話を利用していた土地も知られています。

20世紀後半になって人工内耳が開発されてからは、親が健聴者で子どもが重度難聴の場合、人工内耳挿入術を受けて日本語教育を受けることを選ぶケースが圧倒的多数になってきました。

しかし、両親のどちらかが聾者の場合は、人工内耳を選択せず、手話を母語として聾者コミュニティーに属するような教育を選択することもあります。

現在ほとんどの聾学校は、日本語を主体として、補助的に手話を用いています。かつては手話を禁止していた時代もありました。

言語を学習するには臨界期というものがあり、6歳前後といわれています。

人工内耳挿入術がおこなわれるようになり、臨界期の研究が進んできましたが、**手術を受ける年齢が幼ければ幼いほど、その後の言語能力に差がつかない**とわかっています。

手術の安全性や難聴の程度の誤診を考慮して、1歳児のときに手術を受けるのがスタンダードになっています。それ以降は一般に、手術を受ける年齢が遅くなればなるほど、言語聴取能力などで不利になっていくのです。

脳で聴覚情報を処理する聴覚野（ちょうかくや）は側頭葉にあります。一方、視覚情報を処理する視覚野（しかくや）は後頭葉にあります。

この二つは、適切な情報の入力がないとお互いに補完し合うように発達することが多く、**成人の聾者では聴覚野でも視覚情報を処理するようになる**ことが知られています。

そのように聴覚野の発達が通常の発達とずれて形成されてしまうと、人工内耳を挿入して音が聞こえるようになっても、会話音をスムーズに聞き取るのはむずかしくなります。

✿難聴と教育を考える

難聴があると、どうしても情報弱者になってしまいます。子どもの難聴の場合、この差が顕著になりやすく、難聴児の教育は工夫・配慮・努力が必要です。

印刷技術が発展するまでは、書き言葉は一部の特権層のもので、話し言葉がほぼすべてという社会でした。そのような社会では難聴者はどうしていたのでしょうか？

盲者については歴史的資料が比較的豊富で、盲者の学者・楽人などの逸話も残っていますが、聾者については圧倒的に資料が少ないのです。

体系だった聾教育がおこなわれるようになったのは、18世紀のヨーロッパです。その波は世界へ広がり、日本でも19世紀末から20世紀初頭にかけて手話教育が広がり、初めての聾学校も開設されました。

以降、各都道府県に一つ以上の聾学校が順に設置され、１９７０年代末には全国で１１０校を数えるまでになりました。

2007年から聾学校、盲学校、肢体不自由や知的障害のある子のための養護学校が、特別支援学校に統合されました。児童数の減少と人工内耳の発展にともない、人数は減っているものの、2018年の文部科学省の統計では聴覚障害を対象としている特別支援学校は117校となっています。これは特別支援学校全体の約10パーセントです。

普通学校へ通学する際も、難聴特別支援学級という難聴に特化した指導が受けられる学校もあります。軽度難聴でも、それに配慮した指導がおこなわれるかどうかで学力にも差が出るため、特別支援だけでなく、子どもであれば軽度難聴でも補聴器購入といった助成を受けられる自治体が増えています。

義務教育のあいだは支援が受けられますが、難聴の児童が普通高校へ進学した場合には、いきなり梯子(はしご)を外された状態になります。本人や家族が学校にかけ合うなどして努力しなければいけなくなります。

難聴はもっとも多い障害の一つですし、コミュニケーションやマイノリティについて考えるにはよい題材とも思います。難聴の学生がいる場合にはなおさら、ノートテイク（授業での教師や友人の言葉を要約筆記すること）の支援をかねて、学校全体が積極的に関わっていけるとよいと考えています。

ちなみに、日本で初めての聾学校ができるよりも前の１８６４年に、アメリカには世界初の難聴者のための大学であるギャローデット大学が設立されています。学生の９割以上が難聴者で、授業はアメリカ手話と英語でおこなわれており、在籍学生数は１０００～３０００人ほどです。

難聴者の高等教育に力を入れている大学はほかにもあり、日本でも視覚障害者および聴覚障害者を対象とした筑波技術大学が１９８７年に設置されています。

✿日本での開催をめざすデフリンピック

オリンピックを知らない人はまずいないでしょうが、デフリンピックという言葉を聞いたことがある人はいったい何人いるでしょう？

恥ずかしながら私自身も、耳鼻咽喉科医になって10年を過ぎた頃に、患者さんから聞いて初めて知りました。その人はデフリンピック参加のための診断書作成を目的に受診されたのです。

デフリンピックは、難聴者自身が運営する、難聴者のためのオリンピックです。聾でなくても聞こえのよいほうの耳で、500・1000・2000ヘルツの3つの周波数の平均聴力が55デシベル以上であれば、参加が認められます。

大会中のコミュニケーションはすべて、「国際手話」でおこなわれます。国際手話は欧米の手話を元に人為的に作成された手話で、日本人でも国際手話が使用できる人はそう多くはなく、国際手話を各国の手話に通訳する場面もあるようです。

表示はオリンピックと同様、英語と各国の代表言語となります。

デフリンピックの歴史は古く、第1回の夏季大会開催は1924年にさかのぼります。ヨーロッパを中心に9ヵ国150人ちかい参加者がありました。

2017年にトルコでおこなわれた第23回夏季大会は過去最大規模となり、約90ヵ国から3000人以上の参加者があり、日本からも百余名の選手が参加しました。

2020年、突如(とつじょ)として世界に蔓延(まんえん)した新型コロナウイルス感染症の影響で見通しは立ちませんが、2025年開催予定の第25回夏季大会は初の日本開催をめざしているようです。

・オリンピックにならったスポーツ大会は、ほかにも、身体障害者のためのパラリンピック、知的障害者のためのスペシャルオリンピックスが知られています。

パラリンピックは現在、オリンピックと連携して開催されており、選手の活躍などを目にする機会も増えました。視覚障害者はパラリンピックに参加しています。

デフリンピックとパラリンピックを共同でおこなう試みが20世紀後半にあったのですが、コミュニケーション方法の相違などが原因で実現しませんでした。これも難聴があるといかに健聴者とのコミュニケーションがむずかしいか、考えさせられる話です。

また、目に見えやすい障害と、見えにくい障害の違いも関係ありそうです。オリンピックの背景にあるこのような問題についても考えてみたいものです。

✿コーダというもう一人の当事者

私が診ている難聴の患者さんのなかに、こんな方がいます。私がご本人に話しかけているとき、聞き取れないと私に直接聞き返さずに、一緒についてきているご家族のほうを向いて「何だって？」と聞くのです。家族が通訳の役割をになっているわけです。

難聴の方が頼りにするのですから、そのご家族の声がいちばん聞き取りやすいのでしょう。ちゃんと聞き取れるようにくり返してくれる、という信頼がそこにはあります。

本来であれば、ご自分で相手に聞き返すべきですが、これはこれでよい方法でもあります。

ただし、難聴者は通訳者に対する感謝の気持ち、通訳者はくり返すのを面倒くさく思わない気持ちがないといけません。

ときに夫婦や親子で気持ちのよい信頼関係を見ることもありますが、通訳者がイライラして難聴者に怒ったような大声をあげているような場合もあります。

手話を使う聾者は、同じコミュニティーで出会った聾者と結婚することも多く、両親が聾でも聴力が正常な子が生まれてくるケースが8割以上といわれています。

そのように**聞こえない親を持つ聞こえる子どもたちを Children of Deaf Adults の略から「コーダ（CODA）」といいます。**

コーダは親の代わりに電話に出るなどさまざまな役割を幼い頃からになないます。通訳は4〜6歳からになうことが多く、約2万人のコーダが日本にもいると推計されます。コーダの団体もありますが、所属している者は１００人に満たない状態のようです。

ただ、いまはネットで検索すればお互いに連絡を取り合うことができる世になってきているので、団体に加入していなくても、仲間を見つけるのはできるでしょう。

コーダ約１００人におこなったアンケートでは、親とまったく問題なく意志疎通ができるコーダは半数にとどまるとされており、コミュニケーションにおいて音声言語が占める重要性がうかがわれます。

私自身、知人にコーダの方がいます。**コーダは親に守られるはずの子どもがむしろ親を守らなくてはならない立場になりがちで、独特の葛藤（かっとう）がある**ようです。知人は責任感がとても強く、コーダであることが影響しているのかなと思います。

一方、難聴で子育てをしている方の話を聞いたことがあります。いちばん困るのは子どもの泣き声が聞こえない、泣きながらいわれると聞き取れないことだそうです。その場面を想像するだけでもせつなくなりました。

それに対して、すでに子育てがすんだ難聴の方のアドバイスがとても印象に残っています。その方はこういったのです。

「それでも自分自身と自分の子どもを信じながら一生懸命子育てすれば、絶対に大丈夫」

難聴と健聴、それだけでなくどのような障害があったとしても、お互いの気持ちがあればいちばん大事なものは通じるのです。

科学や医療の場面では「絶対」という言葉を使うことはまずありません。しかし、この「絶対に大丈夫」の言葉には不安をすべて押し流してくれる力がありました。

本書を手に取った方はなんらかの聞こえの問題を抱えている方が多いでしょう。そんな方々に、私も本書を締めくくるにあたって、あえていいます。

つらくても、絶対になんとかなります。

あとがき

本書を読んでいただき、ありがとうございました。軽度難聴から聾の方、また聴覚情報処理障害の方まで、聞こえづらさ、会話によるコミュニケーションの不自由さを感じるすべての方を対象に書いたので、人によっては自分に合致する部分が少ないと思われたかもしれません。

しかし、聞こえづらさによる本当の問題は、本文中に述べたように、会話コミュニケーションがむずかしいことからくる人間関係の問題なのです。ですから、聞こえづらさ、ということを通して、「コミュニケーションとは何か、何のためのものなのか」を再確認していただきたかったのです。

「はじめに」にも書いたように、私は耳鼻咽喉科医でありながら、精神療法の講習も受けるなど精神科的な勉強もしており、実際の臨床でも難聴や耳鳴りに不眠、不安、抑うつといった症状をともなった患者さんを専門に診察しています。

耳の本というと、医師が耳の病気や治療を解説する本、聴覚に関する科学的な本、難聴者の手記的な本の三つに分かれますが、三つめの難聴者の書いた本は部数も少なく、ほとんど知られていないといってよいでしょう。

耳鼻咽喉科で、「難聴は治らないから補聴器を」といわれたものの集音器を購入してしまい、誤解も解けないまま「二度と補聴器なんか使わないし、医者にもかからない」と思っている方も少なくないのでは、と思います。

耳の不調で困っている方が、本書で医学的な部分のみならず制度的、心理的な部分について知ることで、不安が和らぎ、安心して暮らしていけると少しでも感じていただければ幸いです。

なお、本書の印税はすべて全日本難聴者・中途失聴者団体連合会、および全日本ろうあ連盟へ寄付し、難聴者の福利厚生に役立てていただく予定です。

愛知県難聴・中途失聴者協会の理事長の黒田和子さんをはじめ、白石清子さん、羽田野裕子さん、野村美雪さん、江連紀子さんには、原稿へのご意見をいただきました。ありがとうございました。

また、さまざまな患者さんとの出会いが本書を生み出す力になりました。ただし、各患者さんのエピソードについては、個人が同定できないように細部を変えています。

写真等の転載許可をご快諾いただいた川口和幸先生、オーティコン社、理研産業株式会社、リオネット社、日本耳鼻咽喉科学会に深謝いたします。

名古屋大学耳鼻咽喉科名誉教授の中島務先生、現教授の曾根三千彦先生、愛知医科大学准教授の内田育恵先生、国立長寿医療研究センター耳鼻咽喉科医長の鈴木宏和先生をはじめとした耳鼻咽喉科医師のみなさま、国立長寿医療研究センターのみなさま、研究でお世話になったＮＩＬＳ－ＬＳＡ活用研究室のみなさま、そして家族。多くの支えがありました。重ねてお礼申し上げます。

著者略歴

一九七三年、愛知県に生まれる。医学博士。一九九八年、名古屋大学医学部卒業。同大学大学院で聴覚を中心に臨床・研究に携わる。豊田浄水こころのクリニック副院長。国立長寿医療研究センター非常勤医師。加齢性難聴、耳鳴り、めまい、補聴器適合など高齢者の聴覚を主な研究テーマとし、クリニックでは心療耳科外来として、ストレスが関連する耳の不調全般を診療している。

著書には『驚異の小器官 耳の科学』（講談社ブルーバックス）がある。

誰(だれ)にも訪(おとず)れる耳(みみ)の不調(ふちょう)・難聴(なんちょう)を乗(の)り越(こ)える本(ほん)

二〇二〇年九月一〇日　第一刷発行

著者　杉浦彩子(すぎうらさいこ)

発行者　古屋信吾

発行所　株式会社さくら舎　http://www.sakurasha.com

東京都千代田区富士見一-二-一一　〒一〇二-〇〇七一

電話　営業　〇三-五二一一-六五三三　ＦＡＸ　〇三-五二一一-六四八一

編集　〇三-五二一一-六四八〇　振替　〇〇一九〇-八-四〇二〇六〇

装丁　石間 淳

装画　樋口たつ乃

本文デザイン・組版　株式会社システムタンク（白石知美）

印刷・製本　中央精版印刷株式会社

ISBN978-4-86581-261-9